Prof. Dr. med. Julia Seiderer-Nack

FETTLEBER WAS NUN?

Neustart für Stoffwechsel und Wohlbefinden: das 4-Wochen-Leberfit-Programm

südwest

Inhalt

Vorwort

Für viele Patientinnen und Patienten ist die meist zufällige Diagnose »Fettleber« erst mal eine Überraschung: »Fettleber – bei mir? Ich trink doch nur am Wochenende mal ein Bierchen!«

Hier müssen wir gleich mal mit dem ersten Denkfehler aufräumen: Die meisten Fettlebererkrankungen weltweit entstehen nicht durch Alkohol, sondern durch unsere Ernährungsgewohnheiten und die damit verbundenen Stoffwechselprobleme wie Übergewicht oder Diabetes. Ernährungsweise und Bewegungsmangel in der westlichen Welt haben die Leber zum Schauplatz einer neuen Volkskrankheit gemacht, die unsere Gesundheit und Vitalität nachhaltig beeinflusst: die durch Stoffwechselstörungen bedingte Fettleber, in der Fachsprache metabolische Dysfunktion-assoziierte steatotische Lebererkrankung (MASLD) genannt. Von einer solchen Fettleber sind weltweit in den Industrienationen etwa 33 Prozent der Erwachsenen betroffen – Tendenz steigend. Allein in Deutschland trägt geschätzt jede/r dritte bis vierte Einwohner*in über 40 Jahren eine verfettete Leber unter dem rechten Rippenbogen, viele übrigens, ohne es zu wissen, denn eine Leber kennt keinen Schmerz und ächzt oft lange unbemerkt unter der steigenden Fettlast. Oftmals sind es unspezifische Symptome wie Müdigkeit, Kopfschmerzen oder fehlende Vitalität und Energie oder zufällig beim Hausarzt entdeckte erhöhte Leberwerte im Blut, die uns zur Diagnose führen.

Zweiter Denkfehler: Diese Fettleber ist nicht nur ein Problem von älteren Männern mit Bierbauch. Wir wissen heute, dass auch normalgewichtige Patienten betroffen sein können und insbesondere übergewichtige Jugendliche und auch Frauen nach der Menopause ein deutlich erhöhtes Risiko haben.

Dritter Denkfehler: Die Fettablagerungen in unserer Leber sind kein harmloses Depot. Hier werden die Weichen für Entzündungs- und Stoffwechselprozesse gestellt, die Auswirkungen auf den gesamten Organismus und unsere Gesundheit haben. Die negativen Folgen reichen bis hin zu Leberentzündung und Leberzirrhose, aber auch das Risiko für Diabetes und Herz-Kreislauf-Erkrankungen wird durch eine Fettleber deutlich erhöht.

Kurz gefasst: Wenn wir gesund alt werden wollen, müssen wir aus der Fettleberfalle raus, und zwar schnell.

Nach der Diagnose kommt daher die Frage: Fettleber – was nun?

Die gute Nachricht gleich im Anschluss: Eine Fettleber ist zu Beginn der Erkrankung nicht in Stein, sondern nur in Fett gemeißelt – und durch eine nachhaltige Umstellung von Ernährung und Lebensstil kann sich die Leber wieder regenerieren. Denn die Leber ist in Sachen Selbstheilung unschlagbar, braucht aber deine Hilfe. Du kannst ganz aktiv durch deine Ernährung und Bewegung dazu beitragen, einer Fettlebererkrankung und ihren Folgen entgegenzuwirken. Denn die wirksamste Therapie für die Fettleber weltweit ist die Umstellung der Ernährungsgewohnheiten und Gewichtsreduktion. Klingt eigentlich einfach, braucht aber Motivation und Wissen.

Ich möchte dir daher die Funktionsweise deiner Leber und den Zusammenhang mit der Ernährung erklären und die aktuellen wissenschaftlichen Erkenntnisse rund um das Thema Fettleber und deren Diagnostik und Therapie verständlich für dich zusammenfassen. Das ist kein Ersatz für eine ärztliche Beratung und Begleitung, aber Unterstützung für dich im Alltag, denn ohne deine Mitwirkung wird es schwer, aus der Fettleberfalle herauszukommen. Damit das klappt, enthält dieser Ratgeber neben viel Wissen auch ein leckeres und praktisches 4-Wochen-Leberfit-Programm. Lebergesunde Rezeptideen helfen dir, damit effektiv Fettdepots in der Leber abzubauen – für einen Neustart deiner Leber und mehr Wohlbefinden.

München, Februar 2026
Prof. Dr. med. Julia Seiderer-Nack

Dieses Buch zeigt dir ...

... wie das Fett in die Leber kommt und warum dies für unsere Gesundheit so gefährlich ist.

... wie hoch dein persönliches Risiko für eine Fettlebererkrankung ist.

... wie eine Fettlebererkrankung und ihre Folgen festgestellt werden können.

... wie du deine Leber schützen und durch Umstellung von Ernährung und Lebensstil das Risiko für Leberzirrhose und Leberkrebs senkst.

... wie du dein wichtigstes Stoffwechselorgan wieder ins Gleichgewicht bringst und so Diabetes und Herz-Kreislauf-Erkrankungen wirksam vorbeugen kannst.

... wie du effektiv durch den richtigen Lebensstil aus der Fettleberfalle kommst.

... wie du mit der richtigen Ernährung Ballast abwerfen und nachhaltig neue Energie gewinnen kannst.

Kapitel 1

DIE LEBER

Multitasking im rechten Oberbauch

Energie und Vitalität haben ihren Ursprung in der Leber – in keinem anderen Organ unseres Körpers finden gleichzeitig so viele verschiedene Stoffwechsel- und Speicherprozesse statt. Unsere Leber reguliert rund um die Uhr die Energieversorgung und den Vitaminhaushalt des Körpers, sorgt für den Hormonhaushalt, filtert Schadstoffe aus dem Blut und ermöglicht Blutgerinnung und Immunabwehr. Als wichtigstes Stoffwechselorgan stellt unsere Leber die Weichen für Gesundheit und Vitalität. Kurzum: Ohne Leber läuft rein gar nichts.

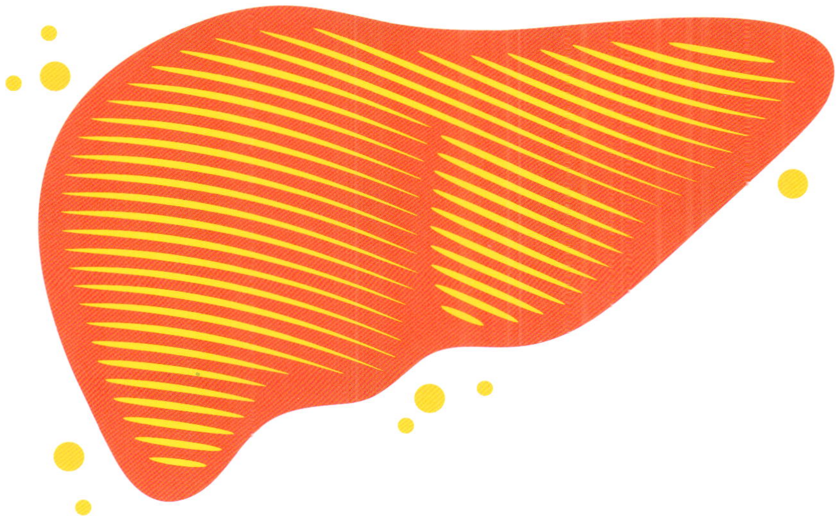

Multitasking im rechten Oberbauch – so könnte man die zahlreichen Aufgaben der Leber treffend beschreiben. In keinem anderen Organ des menschlichen Körpers finden gleichzeitig so viele verschiedene und lebenswichtige Stoffwechsel- und Speicherprozesse statt. Täglich strömen über 2000 Liter Blut durch unsere Leber, um auch zu Spitzenzeiten nach großen Mahlzeiten, Trinkgelagen oder starker körperlicher Anstrengung die vielfältigen Funktionen der Leber Tag und Nacht auf vollen Touren am Laufen zu halten.

Die Leber ist der leistungsstarke Motor unseres Energiehaushalts und stellt dem Körper durch die Aufnahme und Verarbeitung von Nährstoffen rund um die Uhr Kohlenhydrate, Fette und Eiweiße zur Verfügung. Zudem reguliert sie die Versorgung mit Vitaminen und Mineralstoffen sowie den Hormonhaushalt und steuert damit unsere Gesundheit und unser Wohlbefinden.

Gleichzeitig bekommt die Leber mit dem Blutstrom auch alles ab, was im Körper an Schadstoffen zirkuliert – zum Beispiel Alkohol, Medikamente oder Abbauprodukte des körpereigenen Zellstoffwechsels. Die Leber ist dabei Kläranlage und Entgiftungszentrale des Körpers, die diese schädlichen Substanzen aus dem Blut herausfiltert. Als größte Drüse des Körpers produziert sie täglich etwa einen Liter Gallensaft, der in der Gallenblase gespeichert und bei Bedarf zur Fettverdauung in den Darm geleitet wird. Außerdem spielt die Leber durch die Produktion von Eiweißen eine wichtige Rolle für unsere Abwehrkräfte und die Blutgerinnung.

Ohne Leber läuft also nichts – Grund genug, sich Zeit für eines der gewichtigsten Organe in unserem Körper zu nehmen.

Ein gewichtiges Organ

Mit durchschnittlich 1,5 Kilogramm ist die Leber ein gewichtiges Organ, das unter den Rippen im rechten Oberbauch in guter Nachbarschaft zu Magen, Darm, Bauchspeicheldrüse und Gallenblase liegt. Eine gesunde Leber hat eine rotbraune Farbe und fühlt sich weich-elastisch an – so etwa wie unser Daumenballen. Die gesunde rotbraune Farbe kommt von der starken Durchblutung der Leber, die von großen Blutgefäßen mit sauerstoffreichem Blut und Nährstoffen aus dem Darm versorgt wird.

Die Leber wird durch ein Band aus Bindegewebe in einen linken und einen größeren rechten Leberlappen unterteilt. Beide Leberlappen sind von einer äußeren Hülle – der Leberkapsel – umgeben und dadurch von anderen Organen abgegrenzt. Die Leberkapsel ist von Nervenfasern durchzogen, die bei einer starken Schwellung der Leber (zum Beispiel bei einer akuten Entzündung) gedehnt werden und so zu einem unangenehmen Druckschmerz im rechten Oberbauch führen können.

Im Lebergewebe selbst befinden sich jedoch keine Nervenfasern, sodass die Leber an sich nicht wehtun kann. Deshalb leidet die Leber auch unter hoher Belastung lange stumm vor sich hin, ohne unserem Körper durch Schmerzsignale Warnzeichen geben zu können.

An der Unterseite der Leber befindet sich die Leberpforte – die Logistikzentrale der Leber, in der alle wichtigen Versorgungsgefäße zusammenlaufen. In die Leber hinein führen die große Leberarterie mit sauer-

stoffreichem Blut und die Pfortader. Die Pfortader transportiert alle über den Darm in die Blutbahn aufgenommenen Stoffe – also Nährstoffe, Stoffwechselprodukte, Giftstoffe und Medikamente – in die Leber. Fast alles, was wir durch die Nahrung über den Darm in die Blutbahn aufnehmen, landet daher zunächst einmal in der Leber. Aus der Leber heraus führt der Gallengang, der die in der Leber gebildete Gallenflüssigkeit in Richtung Darm transportiert (siehe Abbildung Seite 22 f.).

Die Gallenblase befindet sich an der Unterseite des rechten Leberlappens und hat die Form eines birnenförmigen kleinen Säckchens. Ihre Aufgabe ist es, zwischen den Mahlzeiten die von der Leber gebildete Gallenflüssigkeit zu sammeln und bei Bedarf über den Hauptgallengang in den Darm abzugeben. Die bittere Gallenflüssigkeit besteht zum größten Teil aus Wasser, enthält aber als wichtigsten Bestandteil die sogenannten Gallensäuren, die für die Fettverdauung im Darm dringend benötigt werden.

Kommt also nach einem Kaffeeklatsch eine Sahnetorte im oberen Dünndarm an, zieht sich die Muskulatur der Gallenblase zusammen und drückt damit den Gallensaft über den Gallengang in Richtung Dünndarm. Dort zerlegen die Gallensäuren die fette Sahnetorte in kleine Fetttröpfchen, die dann in weiteren Verdauungsvorgängen abgebaut werden können. In eine durchschnittliche Gallenblase passen etwa 50 Milliliter Gallenflüssigkeit, das entspricht ungefähr dem Inhalt von zwei Schnapsgläsern. Die Leber ist in Sachen Gallensäuren übrigens sparsam: Der Großteil der in den Darm geleiteten Gallensäuren wird wieder resorbiert und zur Leber zurücktransportiert, sodass dort nur ein kleiner Teil neu produziert werden muss.

Das Lebergewebe selbst besteht aus kleinen Leberläppchen, in denen sich Millionen einzelner Leberzellen – die Hepatozyten – befinden. Diese Leberzellen sind von feinsten kleinen Blutgefäßen umgeben. So gelangen quasi im Vorbeifließen die Nähr- und Schadstoffe aus dem Blut in die Leberzellen und können dort gespeichert, abgebaut oder entgiftet werden. Die abgebauten Schadstoffe werden von den Leberzellen mit der gebildeten Galle in die umgebenden kleinen Gallengänge abgegeben, die dann in den Gallenhauptgang münden und aus der Leber nach draußen führen. Die Leber hat dabei große Reserven – man schätzt, dass

die Leber für den Normalbetrieb des menschlichen Körpers nur etwa 20 Prozent der Leberzellen benötigt. Die übrigen 80 Prozent der Leberzellen bilden die Kapazitätsreserve für Spitzenbelastungen bei ausgiebigen Kneipentouren oder den Besuch im Fast-Food-Restaurant.

Neben den Hepatozyten, die den Großteil des Lebergewebes ausmachen, befinden sich in der Leber noch einige andere Zellarten (sogenannte Kupffer-Zellen und Ito-Zellen), die Spezialaufgaben in der Immunabwehr oder bei der Speicherung von Vitaminen und Fetten wahrnehmen.

Das griechische Wort für »Leber« ist *hepar* – daher beginnen in der medizinischen Fachsprache viele Lebererkrankungen mit diesem griechischen Wort; zum Beispiel bedeutet *Hepatitis* »Leberentzündung«.

Chemisches Zentrallabor des Körpers

Menschliches Leben ist ohne Stoffwechsel nicht denkbar – die Aufnahme und Verarbeitung von Kohlenhydraten, Eiweiß und Fetten zur Bereitstellung von Energie für die Zellen unseres Körpers ist Grundvoraussetzung für unser tägliches Dasein. Unsere Leber ist dabei das chemische Zentrallabor des Körpers, ohne welches Stoffwechsel und Leben nicht möglich wären.

Unser Stoffwechsel steht dabei niemals still – die Leber reguliert dafür rund um die Uhr in den Leberzellen über 1000 biochemische Reaktionen, die für den Zucker- und Fettstoffwechsel, die Eiweiß- und Hormonproduktion oder auch die Blutgerinnung und Immunabwehr in

unserem Körper lebensnotwendig sind. Gleichzeitig schützt die Leber unseren Körper vor Schäden durch Giftstoffe, indem sie 24 Stunden pro Tag Kläranlage spielt und das Blut filtert und entgiftet.

Fällt die Leber als Stoffwechsel-Managerin und Entgiftungszentrale aus, so führt dies in kürzester Zeit zu lebensbedrohlichen Komplikationen. Stoffwechsel- und Hormonhaushalt geraten aus dem Gleichgewicht, Blutgerinnung und Abwehrsystem funktionieren nicht mehr richtig und giftige Abbauprodukte schädigen unseren Organismus.

Vorratskammer und Stoffwechsel-Managerin

Die Leber managt unseren Stoffwechsel und Energiehaushalt und ist einer der größten Vorratsspeicher im menschlichen Körper. Die Leberzellen sind in der Lage, lebenswichtige Nährstoffe einzulagern und sie sofort wieder an die Blutbahn abzugeben, wenn irgendwo im Körper dringender Bedarf gemeldet wird.

Die Speicherfunktion der Leber ist vor allem für die Aufrechterhaltung des Blutzuckerspiegels von Bedeutung: Etwa ein Drittel des gesamten Zuckervorrats des Körpers ist in der Leber gespeichert. Nach einer zünftigen Brotzeit werden aus dem Verdauungstrakt viele Zuckermoleküle (Glukose = Traubenzucker) aufgenommen, die über die Pfortader in die Leber gelangen. Da durch die Brotzeit gerade Überschuss an Glukose herrscht, wird die Glukose in der Leber in eine Speicherform (Glykogen) umgewandelt und eingelagert (Glykogenspeicher). Sinkt nun der Blutzuckerspiegel im Körper, kann die Leber diesen Zuckerspeicher durch Umwandlung von Glykogen in Glukose sofort wieder freigeben und so für die ausreichende Versorgung von Gehirn, Muskeln und Nervenzellen sorgen. Die Leber dient somit als Energiedepot für Notzeiten und Phasen der Maximalkapazität. Der Zuckerhaushalt wird dabei durch die Hormone Insulin und Glukagon reguliert. Insulin bewirkt in der Leber die Umwandlung von Zucker in die Speicherform Glykogen, Glukagon wiederum wirkt als Gegenspieler und stimuliert die Freisetzung des Zuckerspeichers und die Umwandlung zu Gluko-

se, die dann an die Blutbahn abgegeben wird. Auch die fettlöslichen Vitamine A (wichtig für die Sehkraft), D (für die Knochen), E (für Haut und Gehirn) und K (nötig für die Blutgerinnung) werden ebenso wie Eisen, Folsäure und Vitamin B_{12} (entscheidend für die Blutbildung im Knochenmark) in der Leber gespeichert. Zudem spielt die Leber eine wichtige Rolle im Fettstoffwechsel und gewinnt Energie aus der Oxidation von Fettsäuren. Darüber hinaus ist sie der größte Produzent des körpereigenen Cholesterins, das als Grundgerüst für die Produktion von Hormonen und Gallensäuren sowie als wichtiger Baustein der Zellwände gebraucht wird.

Eiweißfabrik

Die Leber ist die größte Produktionsstätte für Eiweißverbindungen, die sogenannten Proteine, die aus Aminosäuren zusammengesetzt werden. Proteine erfüllen im Körper vielfältige und lebenswichtige Funktionen. So bildet die Leber beispielsweise unsere Gerinnungsfaktoren, die dafür sorgen, dass wir nach einem Schnitt in den Finger nicht verbluten, sondern unsere Blutgerinnung aktiviert und die Verletzung abgedichtet wird. Bei einem Ausfall der Leberfunktion ist daher oftmals die Blutgerinnung gestört und es kann zu schwerwiegenden Blutungen kommen. Ein wichtiges in der Leber gebildetes Protein ist auch das Albumin. Dieses sorgt durch die Bindung von Wasser und die Aufrechterhaltung des Gewebedrucks dafür, dass die Blutflüssigkeit in der Blutbahn bleibt und nicht in das Gewebe übertritt. Fehlt bei einem Ausfall der Leberfunktion das Albumin, kommt es zu Wasseransammlungen im Gewebe (zum Beispiel in den Beinen) und im Bauchraum. Kommt es zu einer solchen Wasseransammlung im Bauch, spricht man in der Fachsprache auch von Aszites (Bauchwassersucht).

Auch unser körpereigenes Abwehrsystem benötigt Proteine, um unerwünschte Eindringlinge abzuwehren und Entzündungsreaktionen einzudämmen. Werden in der Leber nicht genug Eiweiße für das Immunsystem produziert, kann es zu einer Abwehrschwäche und erhöhten Anfälligkeit für Infekte kommen.

Verdauungsmotor

Die Leber produziert täglich einen Liter zähe Gallenflüssigkeit, die über den Hauptgallengang an den Darm abgegeben und dort zur Fettverdauung benötigt wird. Die in der Gallenflüssigkeit enthaltenen Gallensäuren wirken dabei ähnlich wie ein Spülmittel und lösen im Darm die Fette aus dem Nahrungsbrei heraus. Diese werden dann in Form kleiner Fetttröpfchen von fettspaltenden Enzymen (Lipasen) weiter zerlegt, damit sie über die Darmwand aufgenommen und im Blut transportiert werden können. Ohne die Gallenflüssigkeit und die darin enthaltenen Gallensäuren wären Sahnetorte und Butter für unseren Körper also unverdaulich. Ebenso benötigen wir die Galle für die Aufnahme der wichtigen fettlöslichen Vitamine A, D, E und K und für das Cholesteringleichgewicht im Körper.

Hormongleichgewicht und Vitalität

Die Leber ist durch Produktion und Abbau von Hormonen auch an der Regulation unseres Hormonhaushalts beteiligt und damit für Vitalität und seelisches Befinden verantwortlich. Häufige Symptome einer eingeschränkten Leberfunktion sind daher Müdigkeit und Energiemangel.

So werden zum Beispiel Schilddrüsenhormone, insbesondere das T4 (Thyroxin), in der Leber abgebaut und in die aktivere Form T3 (Trijodthyronin) umgewandelt. Auch die Regulation der weiblichen und männlichen Sexualhormone wird durch die Leber gemanagt. Das zeigt sich insbesondere beim Östrogenstoffwechsel: Östrogene werden in der Leber abgebaut und in eine wasserlösliche Form gebracht, sodass eine Ausscheidung über den Darm möglich ist. Ist die Leber nicht in Topform, ist auch der Östrogenabbau eingeschränkt. Das kann bei Frauen zu Zyklusstörungen und Stimmungsschwankungen, bei Männern zu einer Verkleinerung der Hoden oder Bildung von Brustgewebe führen. Auch das männliche Geschlechtshormon Testosteron wird in der Leber verstoffwechselt und in seine biologisch aktiven Formen umgewandelt. Kein Wunder also, dass das hormonelle Gleichgewicht von Männern und Frauen, Potenzprobleme oder Libidoverlust ihre Ursache in einer eingeschränkten Leberfunktion haben können.

Entgiftungszentrale

Die Leber ist die Entgiftungszentrale des Körpers. Über die Blutbahn landen Giftstoffe wie Alkohol, Medikamente, chemische Substanzen oder auch körpereigene Abfälle zunächst einmal in der Leber, um dort aus der Blutbahn gefiltert und weiterverarbeitet und abgebaut zu werden. Die Leber zerlegt diese Giftstoffe in transportfähige Abbauprodukte, die dann über Darm und Niere den Körper wieder verlassen können: Wasserlösliche Giftstoffe werden über die Blutbahn zu den Nieren transportiert und von dort aus mit dem Urin ausgeschieden. Wasserunlösliche Stoffe werden zusammen mit der Gallenflüssigkeit in den Darm abgegeben und verlassen mit dem Stuhlgang unseren Körper. Auch bei körpereigenen Stoffwechselprozessen entstehen giftige Abfallprodukte, die der Körper schnellstmöglich wieder loswerden möchte. Ammoniak beispielsweise entsteht im Stoffwechsel beim Abbau von Aminosäuren und kann zu Störungen der Gehirn- und Nervenzellen führen. In den Leberzellen wird Ammoniak zu ungiftigem Harnstoff umgewandelt, der dann über die Nieren mit dem Urin ausgeschieden werden kann.

Bilirubin ist ein Abbauprodukt, das beim Zerfall von gealterten roten Blutkörperchen (genauer gesagt des darin enthaltenen Blutfarbstoffes Hämoglobin) entsteht. Bilirubin ist schlecht in Wasser, aber gut in Fett löslich und wird daher nach der Verarbeitung mit der Gallenflüssigkeit über den Darm ausgeschieden.

Alkohol ist ein Zellgift, das die Leber in höchstem Maße fordert und durch verschiedene Enzyme wie die Alkohol-Dehydrogenase zu Essigsäure abgebaut wird (siehe Seite 55 ff.). In diesem Abbauprozess entstehen aggressive Sauerstoffradikale, die zu Entzündungen des Lebergewebes und Vernarbungen führen können.

Medikamente, die wir als Tabletten oder Flüssigkeit durch den Mund einnehmen, gelangen meist über die Schleimhaut von Magen und Darm in die Blutbahn und damit direkt in die Leber. Dort sorgen verschiedene Enzymsysteme für den Abbau. Eines der wichtigsten Enzyme zum Abbau von Medikamenten ist beispielsweise das Cytochrom P450. Die Aktivität dieses Enzymsystems ist von Mensch zu Mensch und auch geschlechtsabhängig verschieden. Daher können schädliche Medikamentenrück-

stände individuell schneller oder langsamer abgebaut werden und zu mehr oder weniger Nebenwirkungen führen.

Die Aufgaben der Leber im Überblick	
Vorratskammer und Stoffwechsel-Managerin	Die Leber reguliert je nach Energieverbrauch den Zucker-, Eiweiß- und Fettstoffwechsel unseres Körpers und legt Zuckervorräte in Form von Glykogen an. Zudem speichert die Leber auch die fettlöslichen Vitamine A, D, E und K, Vitamin B_{12} sowie Eisen und Mineralstoffe.
Eiweißfabrik	Die Leber produziert lebenswichtige Eiweißstoffe für die Bildung von Blutgerinnungsfaktoren, Albumin, Hormonen und Antikörpern des Immunsystems.
Verdauungsmotor	Die Leber produziert Gallensäuren für die Fettverdauung im Darm.
Hormongleichgewicht	Die Leber sorgt durch Aufbau und Abbau von Hormonen für unser Hormon- und Stoffwechselgleichgewicht, Energie und seelisches Wohlbefinden.
Entgiftungszentrale	Die Leber ist das größte Entgiftungsorgan des Körpers und für den Abbau von Giftstoffen, Alkohol, Medikamenten, Hormonen, Bilirubin und Ammoniak zuständig.

Was der Leber schadet

Die Leber ist ein von vielen Seiten gefährdetes Organ und muss neben ihrem Fulltime-Job als Entgiftungszentrale und Stoffwechsel-Managerin so einige Angriffe von außen wegstecken – Virusinfektionen, Stoffwechselstörungen, Medikamente, Giftstoffe (zum Beispiel Lösungsmittel, Halogenkohlenwasserstoffe, Weichmacher) und Alkohol können die Leberzellen massiv schädigen. Manche dieser Angriffe kann die Leber durch ihre Regenerationsfähigkeit lange Zeit kompensieren, andere Giftstoffe oder Infektionen führen wiederum sehr schnell zu einem Leberversagen. Bei anhaltenden entzündlichen Prozessen kommt es zu fortschreitenden narbigen Umbauprozessen in der Leber, die schließlich zu einer Leberzirrhose und einem Ausfall der Leberfunktionen führen können. Aber dazu später mehr.

Der wichtigste flüssige Feind der Leber ist immer noch der **Alkohol** – zwischen Leber und Milz passt eben nicht immer noch ein Pils und chronischer Alkoholkonsum kann durch anhaltende Schädigung der Leberzellen zur Ausbildung einer Leberentzündung und einer Leberzirrhose führen. Dazu braucht es nicht den täglichen Vollrausch – auf lange Sicht gesehen reicht auch der regelmäßige Genuss von zu viel Bier, Wein oder Cocktails, um irreversible Leberschäden auszulösen (siehe Seite 55 ff.).

Auch **Medikamente** können der Leber ganz schön zusetzen – wenn man bedenkt, dass fast jeder über den Mund eingenommene Arzneistoff über den Darm in die Pfortader und in die Leber gespült wird, überrascht es nicht, dass jede zehnte Arzneimittelnebenwirkung in Deutschland die Leber betrifft. Der Klassiker ist hierbei Paracetamol, das in vielen Schmerzmitteln und Kombinationspräparaten gegen Erkältungen und Infekte enthalten ist. Bei richtiger Anwendung in normalen Dosen ist dieser Wirkstoff für eine gesunde Leber kein Problem. Bei zu hohen Dosen oder einer vorgeschädigten Leber kann Paracetamol jedoch zu irreparablen Schäden der Leber und zum Organversagen führen.

Nicht selten können auch Antibiotika, Narkosemittel, Schmerzmedikamente, Chemotherapien und pflanzliche Arzneimittel zu Leberschäden führen. Insbesondere bei den Naturarzneien gilt Vorsicht – nicht alles, was pflanzlich ist, ist auch sanft zur Leber.

Die Leberzellen können auch von **Viren** angegriffen werden, die durch eine Infektion eine Leberentzündung (Hepatitis) auslösen können. Am häufigsten sind in Europa dabei die Hepatitisviren A, B, C und D, die die Leberzellen direkt zerstören oder das Immunsystem so stark reizen, dass die Leberzellen durch eine Abwehrreaktion des Körpers zugrunde gehen. Dabei kommt es im Anfangsstadium zu grippeähnlichen Symptomen wie Fieber und Erschöpfung sowie Magen-Darm-Beschwerden, im weiteren Verlauf dann zu einer Vergrößerung der Leber und Gelbsucht. Die Hepatitis B, C und D können in einen chronischen Verlauf übergehen und zur Bildung einer Leberzirrhose führen. Gegen die Hepatitis A und B besteht die Möglichkeit einer Schutzimpfung.

Manchmal entsteht ein Leberschaden auch im Körper selbst durch eine Fehlreaktion des Immunsystems **(Autoimmunkrankheit).** Dabei kommt es aus noch ungeklärten Ursachen durch körpereigene Abwehrzellen zu einem Angriff auf Leberzellen und Gallenwege. Durch die starken Entzündungsreaktionen kann es langfristig zu Vernarbungen des Lebergewebes und einer Leberzirrhose kommen. Die häufigsten Autoimmunkrankheiten der Leber sind die autoimmune Hepatitis (AIH), die primär biliäre Zirrhose (PBC) und die primär sklerosierende Cholangitis (PSC).

Der wichtigste Feind der Leber im 21. Jahrhundert ist neben dem Alkohol jedoch mittlerweile die **Ernährungs- und Lebensweise** und die damit verbundenen Stoffwechselstörungen wie Übergewicht und Diabetes. Die Diagnose stoffwechselbedingte Fettleber (metabolische Dysfunktion-assoziierte steatotische Lebererkrankung, kurz MASLD, siehe Seite 31 f.) hat langsam, aber stetig allen anderen Leberfeinden den Rang abgelaufen und ist mittlerweile die häufigste chronische Lebererkrankung – und ein guter Grund, diesen Ratgeber zu schreiben.

Aus der Leber heraus ...

... werden über die Gallenflüssigkeit abgebaute Stoffwechselprodukte und Giftstoffe sowie Gallensäuren für den Fettabbau transportiert.

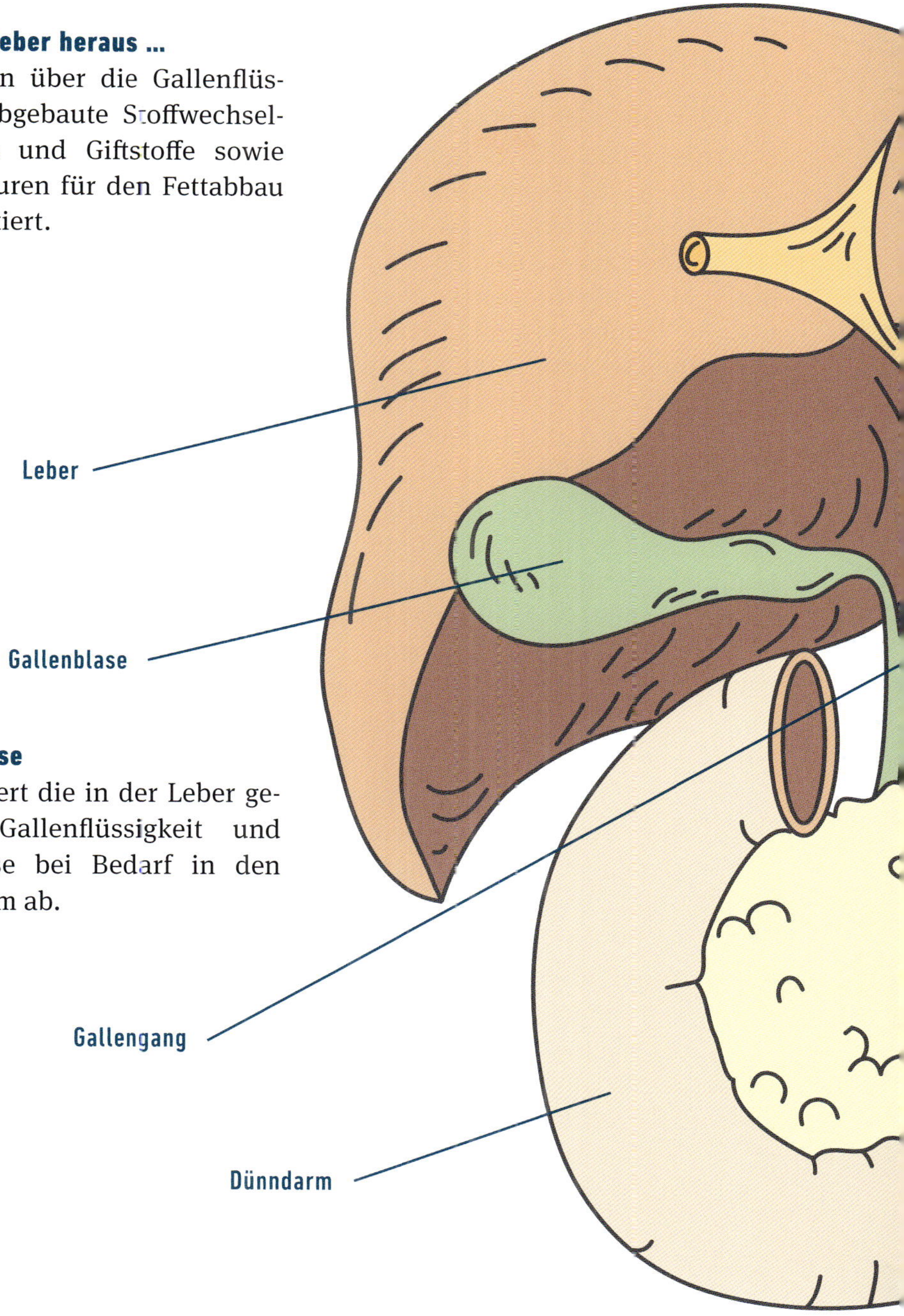

Gallenblase

... speichert die in der Leber gebildete Gallenflüssigkeit und gibt diese bei Bedarf in den Dünndarm ab.

In die Leber hinein …

… gelangt sauerstoffreiches Blut über die Leberarterie. Die Pfortader bringt die im Darm aufgenommenen Nährstoffe (zum Beispiel Fette, Glukose, Aminosäuren, Vitamine) sowie auch Stoffwechsel- und Abfallprodukte zur Entgiftung in die Leber.

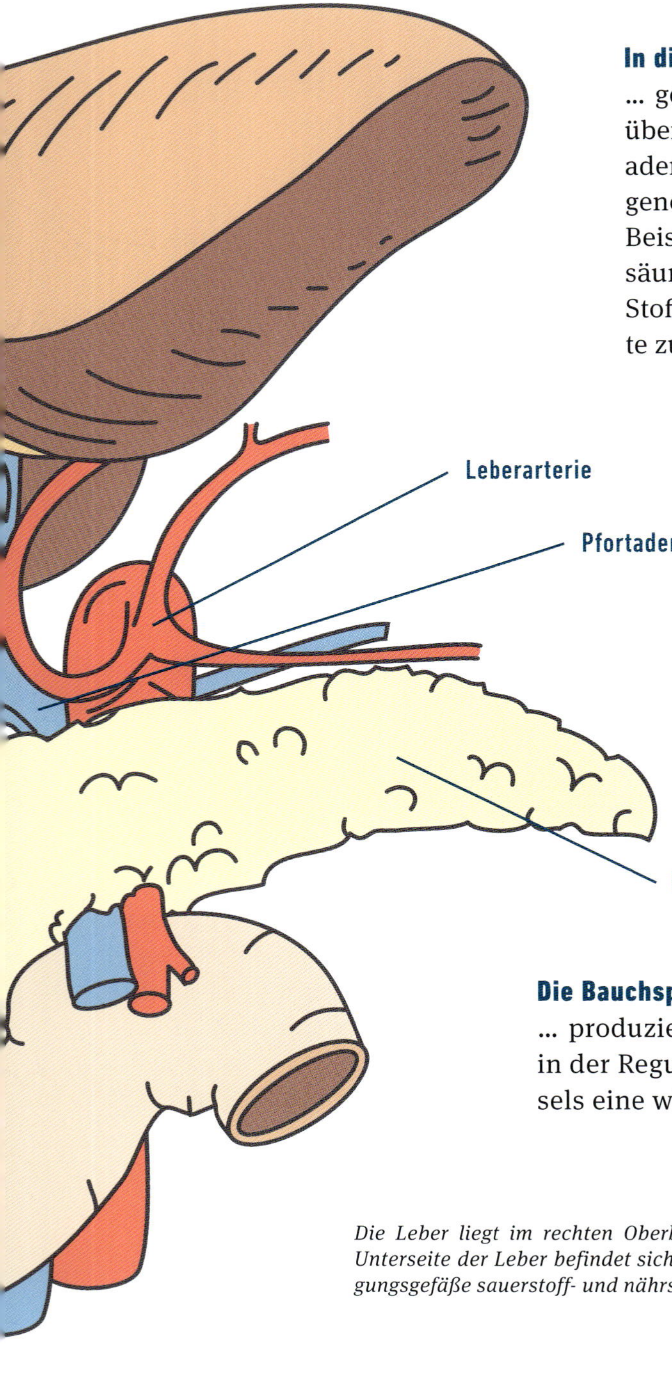

Die Bauchspeicheldrüse …

… produziert das Hormon Insulin, das in der Regulation des Zuckerstoffwechsels eine wichtige Rolle spielt.

Die Leber liegt im rechten Oberbauch unter dem Zwerchfell. An der Unterseite der Leber befindet sich die Leberpforte, in der große Versorgungsgefäße sauerstoff- und nährstoffreiches Blut zur Leber bringen.

Selbst ist die Leber – Regeneration und Reparatur

Im Vergleich zu anderen Organen des Körpers besitzt die Leber eine Eigenschaft, die einzigartig ist und sie zu einem der widerstandsfähigsten Organe des Menschen macht: Unsere Leber ist in der Lage, sich bis zu einem gewissen Grad selbst zu reparieren und nachzuwachsen. Entstehen durch Infektionen oder Giftstoffe Schäden im Organ, kann die Leber durch die vermehrte Teilung von gesunden Leberzellen neues Lebergewebe bilden und wieder zu alter Größe heranwachsen. Die Wachstumskraft der Leber war schon in der Antike bekannt – der alte Prometheus kann ein Lied davon singen (siehe Kasten rechts)! In der modernen Medizin kann das Wachstumspotenzial der Leber für Patienten heutzutage jedoch sehr hilfreich sein. Voraussetzung für die Regeneration ist allerdings, dass nicht mehr als die Hälfte des Organs beschädigt ist. Wird zum Beispiel bei einer Krebsmetastase durch eine Operation ein Teil der Leber entfernt, so wächst die Leber nach und hat nach wenigen Wochen wieder ihre Ausgangsgröße erreicht.

Diese einzigartige Fähigkeit der Leber macht man sich auch bei der Lebertransplantation zunutze: Aufgrund der hohen Regenerationsfähigkeit der Leber kann man einem gesunden Spender zum Beispiel den linken Leberlappen entnehmen und einem leberkranken Patienten transplantieren. Nach der Spende wächst das verpflanzte Leberstück im Empfänger auf Normalgröße an und auch beim Spender erreicht der verbliebene alte Leberteil wieder die ursprüngliche Größe mit voller Funktionsfähigkeit. Diese sogenannte Leber-Lebendspende wird vor allem bei Kindern mit schweren Lebererkrankungen angewandt.

Wird die Ursache einer Leberschädigung (Alkohol, Übergewicht, Fehlernährung, Stoffwechselstörung) also frühzeitig erkannt und beseitigt, kann die Leber durch ihre eigene Regenerationskraft wieder volle Funktionsfähigkeit erlangen. Und genau hier liegt eine einzigartige Chance: Die Regenerationsfähigkeit der Leber bietet Patienten mit Fettlebererkrankungen die Chance, durch die Umstellung ihrer Ernährung

und Lebensgewohnheiten ihrem wichtigsten Stoffwechselorgan wieder zu neuer Frische und Vitalität zu verhelfen. Heißt: Wenn wir selbst für weniger Ballast und mehr Bewegung sorgen, können die Leberzellen das Fett auch wieder loswerden und wieder voll einsatzfähig sein. Und nebenbei erholt sich dabei auch unser Stoffwechsel – eine fitte Leber senkt das Risiko für Diabetes und Herz-Kreislauf-Erkrankungen deutlich. Wermutstropfen: Schwere Leberschäden sind meist nicht mehr reversibel. Ist beispielsweise der bindegewebige Umbau des normalen Lebergewebes zu einer narbigen Leberzirrhose zu weit fortgeschritten, kann sich die Leber nicht mehr regenerieren (siehe Grafik Seite 28). Also noch ein Argument mehr, unsere Leber frühzeitig zu schonen und zu regenerieren.

DIE PROMETHEUS-SAGE

Die beeindruckende Regenerationsfähigkeit der Leber durfte in der Sagenwelt der alten Griechen auch Prometheus kennenlernen und verfluchen:

Prometheus zieht durch die Übergabe des Feuers an die Menschen den Zorn der Götter auf sich und wird von Zeus zur Strafe mit einer Kette an einen Felsen gefesselt. Der Sage nach kommt nun täglich ein Adler zu dem gefesselten Prometheus und frisst stückchenweise von seiner Leber, die sich bis zum nächsten Tag jedoch leider immer wieder erneuert ... und so die Qualen viele Jahrhunderte andauern lässt.

Die Sage geht auch ohne Lebertransplantation gut aus: Prometheus wird schließlich von Herakles erlöst.

Kapitel 2

FETTLEBER

Problemzone des 21. Jahrhunderts

Die Fettlebererkrankung ist mittlerweile die häufigste chronische Lebererkrankung in der westlichen Welt. In dem leisen Organ im rechten Oberbauch werden durch gefährliche Fetteinlagerungen die Weichen für Entzündungs- und Stoffwechselprozesse gestellt, die Auswirkungen auf den gesamten menschlichen Organismus und unsere Gesundheit und Vitalität haben.

Steatosis – Leber im Speckmantel

Leber im Speckmantel oder Fettalarm in der Stoffwechselzentrale – neben Herzinfarkt, Diabetes und Bluthochdruck hat sich die Diagnose Fettleber in den letzten Jahren rasant zu einer der gefährlichsten Volkskrankheiten des 21. Jahrhunderts entwickelt. Sowohl in den USA als auch in Europa ist die Fettleber mittlerweile die am häufigsten diagnostizierte Ursache einer chronischen Lebererkrankung. Mit steigender Tendenz: Jeder dritte bis vierte Erwachsene über 40 Jahren in den westlichen Industrienationen trägt eine verfettete Leber unter dem Rippenbogen. In den besonders gefährdeten Risikogruppen, wie bei stark übergewichtigen Menschen oder Personen mit Diabetes Typ 2, sind es laut Studien sogar bis zu 90 Prozent der Erkrankten.

Besorgniserregend sind dabei insbesondere die Zahlen bei Kindern und Jugendlichen: Schätzungsweise 30 Prozent der stark übergewichtigen Kinder in Deutschland haben bereits in jungen Jahren eine Fettleber. Diese alarmierend hohen Zahlen haben Wissenschaftler und Ärzte wachgerüttelt: Eine Fettleber gilt mittlerweile nicht mehr als harmlose Fettansammlung in der Leber, sondern als eine ernsthafte Stoffwechselerkrankung mit zum Teil erheblichen Folgen. In dem leisen Organ im rechten Oberbauch werden durch gefährliche Fetteinlagerungen die Weichen für Entzündungs- und Stoffwechselprozesse gestellt, die Auswirkungen auf die Leberfunktion, aber auch den gesamten menschlichen Organismus haben.

Normalerweise enthält unsere Leber weniger als 5 Prozent Fett. Wenn der Fettgehalt jedoch in mehr als der Hälfte der Leberzellen mehr als 5 Prozent beträgt, spricht man in der Medizin allgemein von einer Fettleber (lateinisch *Steatosis hepatis* beziehungsweise steatotische Lebererkrankung [SLD]). Beim Blick durchs Mikroskop sind statt gesunder Leberzellen immer mehr weiße Fettansammlungen zu sehen, die stark an die Fettaugen einer gehaltvollen Hühnersuppe erinnern (siehe Abbildung auf der folgenden Seite).

Gesunde Leber

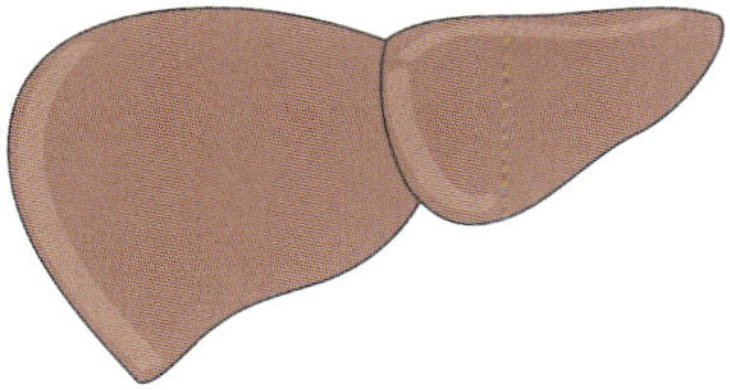

Eine gesunde Leber hat eine rotbraune Farbe und eine glatte Oberfläche.

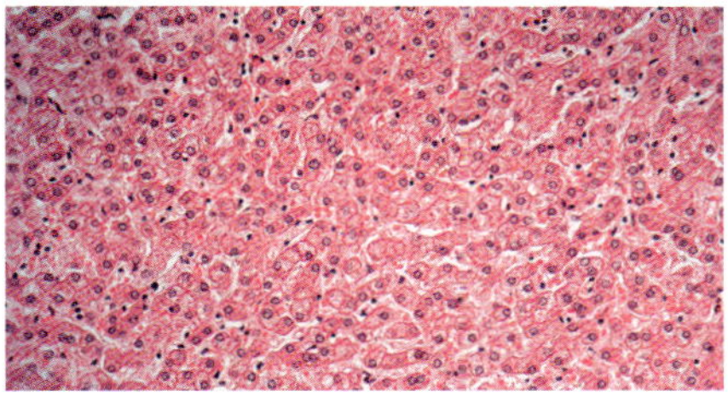

Im gesunden Lebergewebe sind die Leberzellen (Hepatozyten) gleichmäßig angeordnet.

Fettleber

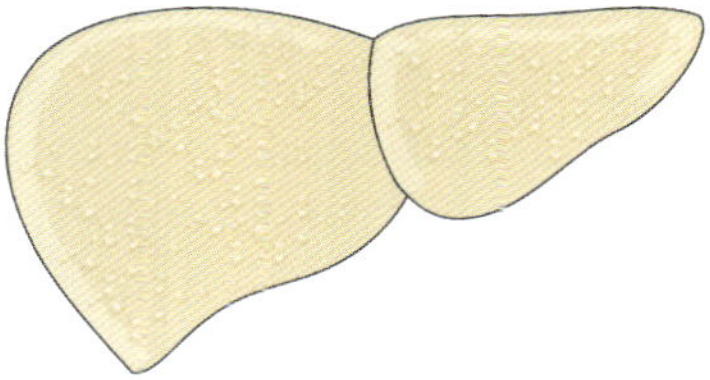

Die Leber hat durch die Fetteinlagerungen eine von außen sichtbare gelbe Farbe und ist vergrößert.

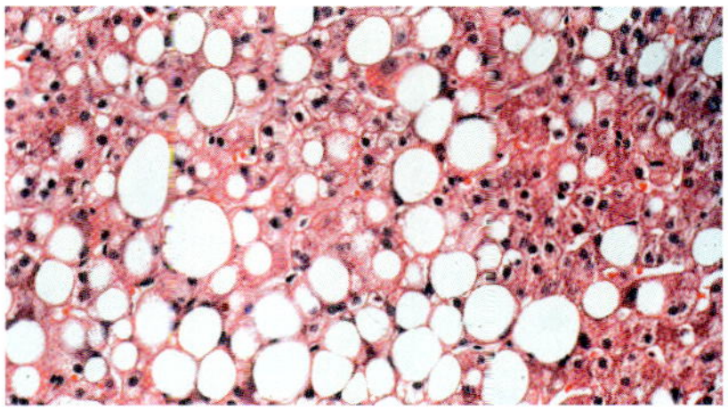

Im Gewebe einer Fettleber finden sich statt gesunder Leberzellen immer mehr Fetteinlagerungen (weiß).

Nehmen die Fetteinlagerungen immer weiter zu, bekommt die Leber auch eine von außen sichtbare gelbe Farbe und wird schwerer und größer. Eine ausgeprägte Fettleber kann dann statt einem Gewicht von 1,5 Kilogramm durchaus ein Gewicht von 3 Kilogramm erreichen.

Wahrscheinlich würde eine Fettleber bei einem Schönheitswettbewerb der inneren Organe haushoch gegen den schlanken Darm oder eine figurbewusste Niere verlieren – jedoch ist eine Verfettung der Leber alles andere als ein kosmetisches Problem. Die Verfettung der Leber verursacht zunächst keine Schmerzen oder körperlichen Beschwerden. Die meisten Patienten wissen daher gar nicht, dass sie eine Fettleber unter dem Rippenbogen sitzen haben.

Der Grund dafür liegt in einem Konstruktionsfehler dieses eigentlich perfekten Organs: Unsere Leber ist stumm, da das Lebergewebe keine Nervenfasern und Schmerzrezeptoren enthält. Daher können trotz zunehmender Überlastung durch Fettablagerungen keine Schmerz- oder Warnsignale an den Körper gesendet werden – eine Leber kennt keinen Schmerz. Die Leber jedoch ächzt zunehmend unter der Fettbelastung und macht durch andere Symptome auf sich aufmerksam: Müdigkeit, Erschöpfung, Konzentrationsstörungen, Verdauungsbeschwerden, Migräne und nachlassende Vitalität des Körpers sind Hilferufe der Leber, die jedoch von den meisten Betroffenen nicht in Zusammenhang mit der Leber gebracht werden.

Daher ist die Diagnose Fettleber meist ein Zufallsbefund, der von Arzt und Patient erst durch erhöhte Leberwerte im Blut oder einen Ultraschallbefund im Rahmen einer Routineuntersuchung festgestellt wird (siehe Seite 62).

Ursachen der Fettleber

Doch was sind nun die Hauptursachen einer Fettleber? Nun, es ist nicht allein der Alkohol. Es sind vor allem Stoffwechselstörungen (metabolische Störungen) wie Übergewicht, Adipositas, hohe Blutfettwerte und Diabetes, die zu den gefährlichen Fetteinlagerungen führen.

In der medizinischen Fachsprache wird die Fettlebererkrankung (steatotische Lebererkrankung [SLD]) daher je nach Ursache unterschieden in:

- die durch Stoffwechselstörungen bedingte Fettlebererkrankung (in der englischen Fachsprache MASLD, metabolische Dysfunktion-assoziierte Lebererkrankung) – diese MASLD stellt die häufigste Ursache einer Fettleber dar,

- eine durch Stoffwechselstörungen bedingte Fettlebererkrankung, bei der zusätzlich noch ein erhöhter Alkoholkonsum vorliegt (MASLD mit erhöhtem Alkoholgebrauch) und als MetALD abgekürzt wird.

- die vor allem durch übermäßigen Alkoholkonsum ausgelöste Leberverfettung (alkoholische (Fett-)Lebererkrankung [ALD]),
- eine Fettleber, die durch andere Faktoren wie beispielsweise Medikamente, Vorerkrankungen oder unbekannte Ursachen (kryptogen) verursacht wird.

Seit 2023 gibt es diese neue Klassifikation für diese durch verschiedene Ursachen ausgelösten Fettlebererkrankungen (siehe Abbildung unten). Die alten Begriffe »alkoholische« und »nicht-alkoholische Fettlebererkrankung« sollten zur Unterscheidung nicht mehr verwendet werden. Die neue Klassifikation beinhaltet auch die Kriterien, wann die Diagnose einer MASLD, ALD oder MEtALD gestellt wird.

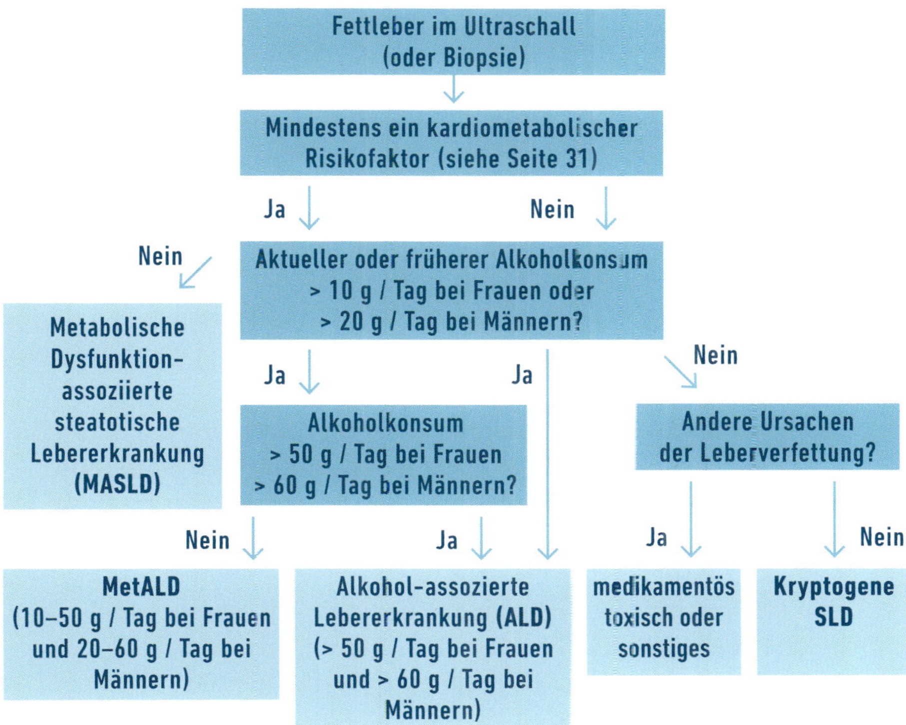

MASLD – die stoffwechselbedingte Fettleber

MASLD ist die Abkürzung für »metabolische Dysfunktion-assoziierte steatotische Lebererkrankung« und ersetzt den alten Begriff »nicht-alkoholische Fettlebererkrankung« (früher abgekürzt NAFLD).

Gemeint sind dabei Fetteinlagerung in der Leber, die durch Stoffwechselstörungen infolge von Ernährung und Lebensstil bedingt sind und in einem engen Zusammenhang mit Übergewicht, metabolischem Syndrom (siehe ab Seite 43), Fettstoffwechselstörungen und Diabetes stehen.

Die Diagnose MASLD wird bei Erwachsenen gestellt, wenn eine Fettleber vorhanden ist (zur Ultraschalldiagnose siehe Seite 64 f.) und mindestens einer der folgenden Risikofaktoren zusätzlich vorliegt:

- Übergewicht (BMI > 25 kg/m^2) oder ein erhöhter Bauchumfang auf Höhe des Bauchnabels (Männer: > 94 cm, Frauen: > 80 cm) (oder angepasst an Richtwerte für die jeweilige ethnische Herkunft, zum Beispiel Asien)

- Nüchternblutzucker in der Laboruntersuchung > 100 mg/dl oder zwei Stunden nach dem Essen mehr als 140 mg/dl oder Diagnose eines Typ-2-Diabetes oder bekannter und medikamentös behandelter Typ-2-Diabetes

- Blutdruck > 135/85 mmHg oder bekannnter mt Blutdrucksenkern behandelter Bluthochdruck

- Triglyceride von 150 mg/dl oder höher in der Blutuntersuchung oder Einnahme von fettsenkenden Medikamenten

- HDL-Cholesterin < 40 mg/dl bei Männern oder < 50 mg/dl bei Frauen oder unter Therapie mit cholesterinsenkenden Medikamenten

Liegt eine Leberverfettung vor und ist mindestens eines der oben genannten Kriterien erfüllt, wird zudem geprüft, wie hoch der Alkoholkon-

sum ist. Überschreitet der Alkoholkonsum bei Frauen nicht 10 Gramm oder bei Männern 20 Gramm pro Tag, so wird die Diagnose MASLD gestellt – die Ursache liegt also in den Stoffwechselstörungen und nicht vorrangig im Alkoholkonsum.

Liegt der Alkoholkonsum jedoch höher (Frauen: 10 bis 50 Gramm pro Tag, Männer: 20 bis 60 Gramm pro Tag), so geht man auch von zusätzlich alkoholbedingten Ursachen der Leberverfettung aus und spricht dann von MetALD = MASLD plus erhöhter Alkoholkonsum. Eine Tabelle zur Kalkulation des Alkoholkonsums in Gramm findest du auf Seite 57.

ALD – die alkoholbedingte Fettleber

Die Abkürzung ALD steht für Alkohol-assoziierte Fettlebererkrankung. Gemeint ist dabei eine im Ultraschall festgestellte Fettleber, die vorrangig aufgrund zu hohen Alkoholkonsums verursacht wird. Als Grenzwerte gelten dafür ein regelmäßiger täglicher Alkoholkonsum von 50 Gramm pro Tag bei Frauen und 60 Gramm oder mehr pro Tag bei Männern. Werden diese Grenzwerte regelmäßig erreicht, kann die Diagnose einer alkoholbedingten Fettleber gestellt werden.

Weitere Ursachen der Fettleber

Zudem gibt es neben den Hauptursachen Alkohol und Ernährung noch andere, seltenere Faktoren, die zu einer Verfettung der Leber führen können. Dazu gehören außer Fettstoffwechselstörungen und genetischen Faktoren vor allem Medikamente (zum Beispiel Kortison, Amiodaron, Tamoxifen oder Tetrazykline), Chemotherapie, länger andauernde künstliche Ernährung oder extreme Hungerphasen, Umweltgifte sowie virale Entzündungen der Leber (zum Beispiel Hepatitis C). Auch Patienten mit Darmerkrankungen wie beispielsweise der Zöliakie (Glutenunverträglichkeit) oder mit Hormonstörungen (zum Beispiel Schilddrüsenunterfunktion) können eine Fettleber entwickeln. Manchmal bleibt die

Ursache einer Fettleber aber auch völlig unklar – in der Medizin sprechen wir dann von einer kryptogenen (also durch unbekannte Ursachen ausgelöste) Fettlebererkrankung.

FETTVERTEILUNG

Studien konnten zeigen, dass neben dem BMI insbesondere das Fettverteilungsmuster entscheidend für gesundheitliche Folgeschäden ist. Das Risiko für eine Fettleber und Diabetes Typ 2 steigt mit zunehmendem Taillenumfang deutlich an.

Verständlicher wird die Risikoabschätzung beim Vergleich mit dem Obstkorb: Der rundliche Apfeltyp mit Fettpolstern am Bauch hat ein höheres gesundheitliches Risiko durch sein Übergewicht als der Birnentyp mit Depots rund um die Hüfte, Po und Oberschenkel. Grund dafür ist die hohe metabolische und hormonelle Aktivität des Bauchfettgewebes.

BMI-RECHNER

Auf der Suche nach einem weltweit gültigen Maßstab, ab wann ein Mensch als zu dick eingestuft wird und mit gesundheitlichen Folgen zu rechnen hat, entwickelten Ärzte und Wissenschaftler den sogenannten Body-Mass-Index (BMI), der anhand des Körpergewichts und der Körpergröße in einer mathematischen Formel berechnet wird:

BMI = Körpergewicht in kg / Körpergröße in m^2

Ein 85 Kilogramm schwerer und 180 Zentimeter großer Mann hat einen BMI von 26,2 – damit wäre er leicht übergewichtig. Bewertet wird der BMI anhand folgender Richtgrößen:

< 18,5 untergewichtig
18,5–24,9 normalgewichtig
25–29,9 übergewichtig
> 30 fettleibig (adipös)

Der BMI nimmt als Berechnungsgrundlage das Gesamtgewicht des Menschen, ohne dabei den Fettanteil oder die Verteilungsmuster von Speckröllchen am Körper zu berücksichtigen. In den letzten Jahren kamen zunehmend Zweifel auf, ob der BMI als alleiniger Maßstab zur Bewertung des gesundheitlichen Risikos durch Übergewicht ausreichend ist.

AUS MEINER PRAXIS: SCHLANK UND TROTZDEM FETTLEBER

Eva, 35 Jahre, ist eine sportliche, schlanke Patientin, die sich vegetarisch ernährt und nur sehr selten Alkohol trinkt. Beim Gesundheits-Check-up beim Hausarzt sind Blutdruck- und Zuckerwerte super, jedoch fallen leicht erhöhte Leberwerte auf. Im Ultraschall zeigt sich eine leichte Fettleber.

Eva ist verwundert, aber kein Einzelfall: Etwa 20 Prozent aller MASLD-Fälle betreffen Personen mit normalem oder niedrigem BMI – also Patienten, denen man rein optisch ihr Risiko nicht ansieht. Wissenschaftler sprechen dabei von einer »Lean-MASLD«, deren Ursache nicht Übergewicht, sondern eher genetische Faktoren, Ernährung, eine unerkannte Insulinresistenz oder Medikamente sein können (*lean* = englisch für »mager«). Laut aktuellen Studien haben diese schlanken Personen mit Fettleber sogar ein noch höheres Risiko für Komplikationen wie eine Fibrose und brauchen daher umso mehr eine regelmäßige ärztliche Kontrolle und Beratung. Auch wenn diese Patienten keine Gewichtsprobleme haben, profitieren sie doch von einer Ernährungsumstellung und sportlicher Aktivität.

Bei Eva haben eine Ernährungsberatung und Analyse ihrer Essgewohnheiten der Leber erst mal weitergeholfen: weniger Fruchtzucker in Form von Smoothies, Fruchtsäften und Limonaden, weniger zuckerhaltige Snacks zwischendurch und eine Reduktion der Kohlenhydrate lassen die Leber langsam aufatmen. Wichtig ist eine regelmäßige Kontrolle der Fibrosewerte und der weiteren Risikofaktoren.

Fette Folgen der Fettleber: MASH, Fibrose, Zirrhose

Zur Beruhigung vorneweg: Beim Großteil der Patienten verhält sich die pummelige Fettleber weitgehend ruhig und stapelt weiter ihre Fettdepots, ohne im weiteren Lebenslauf direkte Probleme zu machen. Das wird als einfache oder isolierte Fettleber bezeichnet. Trotzdem kann eine solche Fettleber die Stoffwechselaktivität des Organismus negativ beeinflussen (siehe ab Seite 40).

Bei ungefähr 10 bis 20 Prozent der MASLD-Patienten kommt es aber durch eine Aktivierung des Immunsystems und durch Entzündungsvorgänge zu ernsthafteren Komplikationen in der Leber: Die Fettleber entzündet sich und kann vermehrt Bindegewebe einlagern. Bei den betroffenen Patienten kommt es durch die Fetteinlagerungen zunächst zu einer Entzündung der Leber (genannt Steatohepatitis), die als MASH (englische Abkürzung für »metabolische Dysfunktion-assoziierte Steatohepatitis«) bezeichnet wird und eine komplikationsreichere Unterform der MASLD darstellt. Denn bei manchen Patienten mit einer solchen MASLD/MASH kommt es als weitere Komplikation zu einer Fibrose, aus der sich langfristig eine Leberzirrhose entwickeln kann. Daher ist es sehr wichtig, bei Patienten mit einer Fettleber eine solche Fibrose frühzeitig zu erkennen und auch immer wieder zu kontrollieren.

Was versteht man nun unter einer Fibrose? Eigentlich versucht die Leber, die Schäden durch die Entzündung in den Zellen zu regenerieren, indem sie selbst neue Leberzellen bildet. Kommt diese Regenerationsfähigkeit aber an ihre Grenzen, finden vermehrt Umbauprozesse statt. Das Lebergewebe wird dabei im weiteren Verlauf zu funktionslosem Bindegewebe umgebaut. Dieser Umbauprozess im Gewebe wird in der Fachsprache als Fibrose bezeichnet, das normale Lebergewebe verdichtet sich dabei und wird steifer.

Aus einer solchen Fibrose kann sich langfristig auch eine Leberzirrhose entwickeln. Davon spricht man, wenn die normale Architektur der Leber komplett zerstört ist und das gesunde Lebergewebe durch Narbengewebe ersetzt ist. Von außen betrachtet ist die Leber geschrumpft und fühlt sich nicht mehr weich und elastisch, sondern steinhart und vernarbt an. Zirrhose bedeutet nicht sofort das Ende aller Leberfunktio-

nen, allerdings wird es jetzt für die Leber schon deutlich schwerer, ihre normalen Aufgaben zu erfüllen. Langfristig kann das Narbengewebe die Aufgaben des gesunden Lebergewebes aber nicht mehr kompensieren und es kommt nach und nach zum Funktionsausfall des Organs (Leberversagen), das ohne Lebertransplantation zum Tode führt.

Folgen der Fettleber

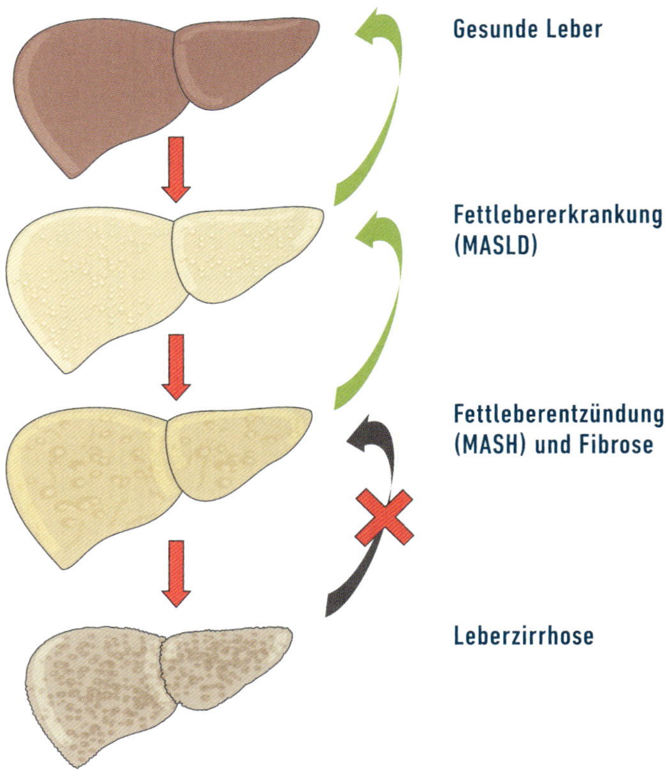

Während eine Fettleber (MASLD) und eine Fettleberentzündung (MASH) bei entsprechender Behandlung reversibel (also rückgängig zu machen) sind, ist das Stadium der Leberzirrhose ein leider nicht mehr zu behebender Befund.

Ganz wichtig: Die beschriebenen Veränderungen treten nicht bei jedem Fettleberpatienten ein und entwickeln sich meist über eine längere Zeitdauer und unter dem Einfluss individueller Risikofaktoren. Warum genau Entzündungsprozesse (MASH) in einer verfetteten Leber entstehen und welche Patienten besonders für eine solche Fibrose gefährdet sind, ist nicht eindeutig geklärt. Die Wissenschaftler gehen derzeit davon aus, dass dabei verschiedene Schädigungsmechanismen zusammentreffen (Multiple-Hit-Hypothese): Genetische Faktoren, Ernährung, Entgleisungen des Blutzuckerspiegels, eine veränderte Darmflora (mehr zum Mikrobiom siehe Seite 58 f.) oder die Freisetzung von entzündlichen Botenstoffen durch das Immunsystem scheinen in dem verfetteten Organ zusätzliche Schädigungsmechanismen in Gang zu setzen, die die Leber nachhaltig stressen.

Und: Solange sich der Patient im Stadium einer reinen Fettleber (MSALD), einer Fettleberentzündung (MASH) oder einer beginnenden Fibrose befindet, steht die Warnlampe noch auf Orange: Dieser Zustand der Leber kann – wenn er rechtzeitig erkannt und behandelt wird – noch rückgängig gemacht werden, ist also reversibel (siehe Abbildung Seite 37). Durch Umstellung von Ernährung und Lebensstil gelingt es bei vielen Patienten, das Lebergewebe zu regenerieren und der Leber sprichwörtlich zu alter Größe zu verhelfen.

Dennoch ist es wichtig, Patienten mit MASLD regelmäßig ärztlich zu kontrollieren und eine Fettleber nicht auf die leichte Schulter zu nehmen – und vor allem eine Fibrose früh durch verschiedene Testverfahren zu erkennen (siehe Seiten 68 f. und 221 f.). In der Medizin unterscheidet man verschiedene Schweregrade einer Fibrose (F0 = »keine Fibrose« bis F4 = »Leberzirrhose«). Studien zeigen, dass circa 20 Prozent der Patienten mit einer fortgeschrittenen Fibrose (F3) innerhalb von zwei Jahren eine Leberzirrhose (F4) entwickeln. Der Zustand der Leberzirrhose ist nicht reversibel – ist das Lebergewebe durch den Umbau in Bindegewebe erst einmal vernarbt, kann dieser Prozess nicht rückgängig gemacht werden.

Das steigende Problem der Fettlebererkrankungen wird in der Zukunft wohl auch zu einer Zunahme von Krebserkrankungen in der Leber führen, denn bei Patienten mit einer MASH und Zirrhose ist das Risiko für die Bildung von Leberkrebs (HCC, hepatozelluläres Karzinom) erhöht. Schon jetzt ist die MASH in den USA die häufigste Ursache von Leberzirrhose und

Leberkrebs. Amerikanische Schätzungen gehen daher davon aus, dass die Folgen der stoffwechselbedingten Fettlebererkrankungen im Jahr 2030 der häufigste Grund für Lebertransplantationen sein werden.

Leberversagen und Lebertransplantation

Im Jahr 2024 wurden in Deutschland 890 Lebertransplantationen durchgeführt. Der häufigste Grund für eine Transplantation war dabei eine Leberzirrhose und der damit verbundene Funktionsausfall der Leber, der zu schweren Störungen der Blutgerinnung und Blutungen führt. Giftstoffe im Körper werden zudem nicht mehr abgebaut und führen zu einer Funktionsstörung des Gehirns und zum Leberkoma. Die Lebertransplantation ist der letzte Ausweg, wenn die Leber in ihrer Funktion versagt: Im Gegensatz zur Niere gibt es für die Leber keine Dialyse und im Gegensatz zur Lunge kann die Leber nicht beatmet werden. Wenn die Leber also nicht mehr funktioniert (Leberversagen), bedeutet das sehr schnell den Tod des Patienten, wenn kein passendes Ersatzorgan gefunden wird.

Bei chronischen Lebererkrankungen arbeitet die Kläranlage Leber nur eingeschränkt und führt damit zu Problemen. Ist die Leberfunktion eingeschränkt, kann das giftige Ammoniak nicht mehr ausreichend abgebaut werden. Die Folgen sind zunehmende Müdigkeit und eingeschränkte geistige Leistungsfähigkeit bis hin zum Leberkoma (hepatische Enzephalopathie).

Auch der gelbe Blutfarbstoff Bilirubin kann nicht mehr ausreichend abgebaut und ausgeschieden werden und lagert sich zunehmend in Haut und Schleimhäuten ein. Der Patient zeigt nun eine gelbliche Hautfarbe und auch das sichtbare Weiß der Augen färbt sich gelb. In der Fachsprache wird dies als Gelbsucht (Ikterus) bezeichnet, die ein äußerlich sichtbares Zeichen einer schweren Leberschädigung oder einer Störung des Galleabflusses ist.

Medikamente, die normalerweise über die Leber abgebaut und entsorgt werden (zum Beispiel bestimmte Antibiotika, Antidepressiva, Benzodiazepine), verbleiben bei einer eingeschränkten Leberfunktion länger in der Blutbahn, ebenso auch Hormone – dies kann zu verlängerter Wirkung und unerwünschten Nebenwirkungen führen.

Über den Leberrand hinaus – warum die Fettleber auch für Herz und Stoffwechsel so gefährlich ist

Auch wenn die meisten Patienten »nur« eine Fettleber ohne weitere Komplikationen haben, kann beim Blick über den Leberrand hinaus noch keine Entwarnung gegeben werden. Denn als wichtigstes Stoffwechselorgan mischt sich die Leber massiv in den Energie- und Hormonhaushalt unseres Körpers ein. Kommt es zu Fetteinlagerungen in der Stoffwechselzentrale, ist davon nicht nur das Lebergewebe, sondern der gesamte Metabolismus des menschlichen Körpers betroffen. Studien der letzten Jahre geben vermehrt Hinweise darauf, dass die Veränderungen bei einer MASLD nicht auf die Leber begrenzt sind, sondern auch Auswirkungen auf andere Organe und die Entstehung anderer Erkrankungen haben können. Die Studienlage ist klar: MASLD-Patienten haben – unabhängig von ihrem Gewicht – ein deutlich erhöhtes Risiko, in den nächsten zehn Jahren an einem Diabetes Typ 2 oder Herz-Kreislauf-Erkrankungen wie Bluthochdruck, Gefäßverkalkungen und Herzinfarkt beziehungsweise Herzinsuffizienz (Herzschwäche) zu erkranken.

Eine schwedische Langzeitstudie konnte zeigen, dass 78 Prozent der Patienten mit einer MASLD oder MASH im weiteren Krankheitsverlauf von 14 Jahren Diabetes mellitus beziehungsweise Störungen im Zuckerstoffwechsel (gestörte Glukosetoleranz) entwickelten. Erst langsam beginnen die Wissenschaftler zu verstehen, welche Stoffwechselvorgänge, Entzündungsprozesse und Immunreaktionen im Körper durch die Fettdepots in der Leber in Gang gesetzt werden und welche Auswirkungen diese auf den gesamten Organismus haben.

Auch das Risiko für eine Gefäßverkalkung (Arteriosklerose) ist für MASLD-Patienten deutlich höher: Je mehr Fett in der Leber, desto wahrscheinlicher wird beispielsweise auch eine Verkalkung der Hauptschlagader am Hals *(Arteria carotis)*, also dem Gefäß, das unser Gehirn mit sauerstoffreichem Blut versorgt. Gleiches gilt auch für die Herzkranzgefäße.

Interessant ist dabei, dass ein Abbau des Fettgehalts in der Leber durch Änderung von Ernährung und Lebensstil die zunehmende Verkalkung der Gefäße auch wieder zum Stillstand bringen kann – das schon mal als Motivationsschub für unser 4-Wochen-Programm vorab. Wissenschaftler gehen davon aus, dass eine Verringerung des Leberfettes auch das Risiko für Diabetes und Herz-Kreislauf-Erkrankungen langfristig deutlich senken kann – daher ist es für gefährdete Patienten sehr wichtig, rechtzeitig aus der Fettleberfalle zu kommen und damit das Risiko für Folgeerkrankungen zu senken.
Kurz gesagt: Ein langes Leben beginnt in der Leber.

Wie kommt eigentlich das Fett in die Leber?

Wenn das Fett in der Leber so gefährlich ist, stellt sich die Frage, woher und wie das Fett überhaupt in die Leber hineinkommt. Wer jetzt glaubt, dass die Fettzellen unmittelbar von der Kruste des leckeren Schweinebratens beim gestrigen Abendessen stammen und diese über den Darm auf direktem Weg in die Leber eingewandert sind, um es sich zwischen den Gallengängen gemütlich zu machen, wird enttäuscht sein. So einfach ist die Entstehung der Fettleber leider nicht zu erklären.

Die Ursachen der Fetteinlagerungen in der Leber sind komplex und vor allem in unserer Ernährungsweise und den dadurch ausgelösten Stoffwechselprozessen sowie Vorgängen in unserem Fettgewebe zu suchen.

Ganz wichtig: Die Hauptursache einer Fettleber sind nicht alleine die Fette in der Nahrung, sondern vor allem die Kohlenhydrate und das Überangebot an Kalorien.

Kalorien, Kohlenhydrate und Insulinresistenz

Die kalorienreiche Ernährung und der bewegungsarme Lebensstil in den westlichen Industrienationen führen dazu, dass neben Fett vor allem mehr Kohlenhydrate (zum Beispiel durch Brot, Nudeln, Zucker, Süßigkeiten) in die Leber gelangen, als dort gespeichert werden oder durch körperliche Bewegung verbraucht werden können. Sind die Vorratsspeicher der Leber voll, steigt der Zuckerspiegel im Blut und es kommt zu einer dauerhaft vermehrten Ausschüttung des Hormons Insulin.

Dieses Überangebot an Kalorien, Kohlenhydraten und Insulin kann dauerhaft zu einer Stoffwechsellage führen, die wir als **Insulinresistenz** bezeichnen und die nicht nur als Ursache für Diabetes, sondern auch für eine stoffwechselbedingte Fettleber angesehen wird. Zeit, sich das mal genauer anzusehen.

Sobald unser Essen im Darm angekommen und zerlegt worden ist, machen sich alle verwertbaren Kohlenhydrate in Form von einzelnen Glukose-Molekülen über die Darmwand auf den Weg ins Blut. In der Blutbahn dürfen sie jedoch nicht zu lange bleiben, da der Zucker ansonsten die Gefäßwände schädigen würde. Die Glukose-Moleküle müssen also so schnell wie möglich in die Körperzellen aufgenommen werden, damit der Blutzuckerspiegel nicht zu hoch wird. Dies geschieht mithilfe des Hormons Insulin, das als Reaktion auf einen Anstieg des Zuckerspiegels im Blut aus der Bauchspeicheldrüse (Pankreas) ausgeschüttet wird.

Insulin hat die zentrale Aufgabe, Glukose aus der Blutbahn in die Zelle zu bringen. Insulin wirkt dabei wie ein Schlüssel, der die Zellentüre für die Glukose-Moleküle öffnet, indem es an die Insulinrezeptoren der Zellen andockt – also quasi an der Haustüre klingelt. Mit diesem Mechanismus schleust das Insulin die Zuckerbausteine vor allem in die Zellen der Muskeln und der Leber. In den Zellen wird die Glukose zur Energiegewinnung benötigt – und was nicht sofort gebraucht wird, wird in Form von Glykogen in der Leber und in der Muskulatur gespeichert und soll als Vorrat für schlechte Zeiten dienen.

Wenn diese schlechten Zeiten mit hohem Energiebedarf allerdings nicht kommen – wir also weiterhin fröhlich und bequem auf der Couch sitzen, wenig Energie verbrauchen und trotzdem munter Kohlenhydrate

futtern –, ist der Glykogenspeicher irgendwann einmal voll. Die Muskel- und Leberzellen schalten jetzt auf stur und reagieren nicht mehr auf das Klingeln an ihrer Tür und das Insulin steht vor verschlossenen Türen.

Diese Signalstörung wird in der Fachsprache als Insulinresistenz bezeichnet. Sind die Glykogenspeicher voll, kann neu ankommende Glukose nicht gespeichert werden, sondern zirkuliert weiter in der Blutbahn und ein Teufelskreis beginnt: Die Bauchspeicheldrüse reagiert auf diesen erhöhten Blutzuckerspiegel mit einer immer höheren Ausschüttung von Insulin (Hyperinsulinämie), um den überschüssigen Zucker im Blut loszuwerden. Das viele Insulin führt jedoch dazu, dass die Zellen ihre Insulinrezeptoren immer weiter reduzieren (im übertragbaren Sinne also genervt die Haustürklingel abschalten) und die Resistenz weiter zunimmt. In der Stoffwechsellage der Insulinresistenz weiß die Leber nun nicht, wohin mit der Glukose, und beginnt, die Zuckermoleküle zu Fett umzubauen und einzulagern (siehe die Grafiken auf den Seiten 44 und 46).

Hinzu kommt, dass bei einer Insulinresistenz auch mehr Fett im Fettgewebe abgebaut wird und damit mehr freie Fettsäuren ins Blut und in die Leber gelangen. Gleichzeitig führt das Überangebot an Insulin dazu, dass die Leber die Fette nicht mehr gut aus der Leber heraustransportieren kann, da sie weniger Transporteiweiße bildet. Diese VLDL-Transporter *(Very Low Density Lipoprotein)* hätten eigentlich die Aufgabe, das in der Leber gebildete Fett zu anderen Körperzellen zu transportieren. So sitzen die Fette jetzt in der Leber und warten auf den Bus, der aber nicht kommt. In der Leber stapeln sich nun mehr Fette, als vom Organ abgebaut oder abtransportiert werden können – und werden in die Leberzellen eingelagert. Besteht diese Stoffwechsellage länger, so verfetten die Leberzellen immer mehr, bis schließlich eine Fettleber vorliegt.

Dieser Zustand der Insulinresistenz ist Ausgangspunkt für eine ganze Reihe von Stoffwechselentgleisungen, die über kurz oder lang zu Folgeerkrankungen führen können. Die Kombination der Risikofaktoren Insulinresistenz, Übergewicht, erhöhter Blutdruck und erhöhte Blutfette wird in der Fachsprache als metabolisches Syndrom bezeichnet und befindet sich weltweit rasant auf dem Vormarsch (siehe Info-Kasten auf Seite 47 f.).

Schätzungen der internationalen Diabetes Federation zufolge sind derzeit bereits etwa 25 Prozent der Weltbevölkerung von einem metaboli-

schen Syndrom betroffen. In Deutschland erfüllen bereits 10 Prozent der Bevölkerung die Kriterien für diese Stoffwechselerkrankung, die als wesentlicher Risikofaktor für Herz-Kreislauf-Erkrankungen, Adipositas oder Diabetes gilt. Die Folgen sind gewaltig: Menschen mit einem metabolischen Syndrom weisen eine zweimal so hohe Sterblichkeitsrate und eine dreimal so hohe Herzinfarkt- und Schlaganfallrate auf als Personen ohne metabolisches Syndrom. Und sie haben häufig eine Fettleber.

Was bedeutet »Insulinresistenz«?

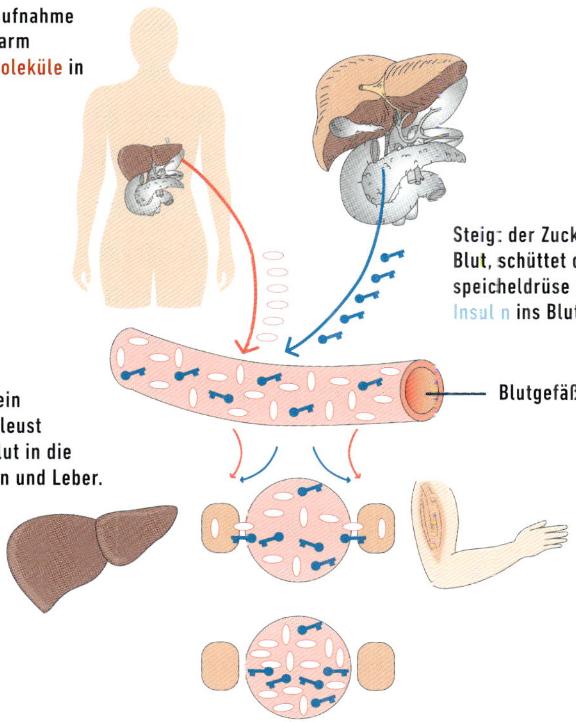

Sind die Zuckerspeicher jedoch voll, reagieren die Zellen nicht mehr auf das Insulinsignal (Resistenz). Auch größere Mengen Insulin schaffen es nun nicht mehr, den Zucker aus der Blutbahn in die Zellen zu bringen. Die Folge: Der Blutzuckerspiegel steigt und der Stoffwechsel ist durch hohe Mengen Insulin aus dem Gleichgewicht.

AUS MEINER PRAXIS: METABOLISCHES SYNDROM

Michael, 58 Jahre, ist Unternehmensberater und hat seit zwei Jahren die Diagnose einer Fettleber. Seine Risikofaktoren sind nicht nur häufigerer Alkoholkonsum bei Geschäftsessen und in der Freizeit, sondern auch seine sitzende Tätigkeit und 20 Kilo zu viel auf der Waage und rund um den Bauchnabel. Neben einem leicht erhöhten Blutdruck sind es vor allem die erhöhten Cholesterinwerte, die medikamentös vom Hausarzt behandelt werden. Auch der Langzeitzucker HbA1c ist erhöht. Michael hat ein metabolisches Syndrom. Er weiß, dass er ein erhöhtes Risiko für ein Fortschreiten der Fettlebererkrankung, des Diabetes und von Herz-Kreislauf-Erkrankungen hat – aber die bisherigen Versuche der Gewichtsabnahme und die Anmeldung im Fitnessstudio haben keinen Durchbruch gebracht. Im normalen stressigen Berufsalltag ist kaum Zeit, selbst zu kochen oder regelmäßig Bewegung einzubauen.

Michaels Hausarzt rät ihm daher zur Abnehmspritze und er verliert damit in zwölf Monaten tatsächlich 10 Kilogramm. Ein Anfang ist gemacht. Und er nimmt sich in unserer ernährungsmedizinischen Sprechstunde die Zeit, seine Ernährung konsequent und nachhaltig umzustellen. Der Verzicht auf Alkohol ist anfangs schwer – aber effektiv. Die Reduktion der Kohlenhydrate (Nudeln, Brot) ist gewöhnungsbedürftig, aber in Form von Gemüse, Salaten, Fisch und weißem Fleisch findet Michael genussvolle Alternativen zur Hauptmahlzeit. Und er hat alte Hobbys aus der Schulzeit wiederentdeckt: Schwimmen und Tanzen. Zweimal die Woche kann er so mit Spaß die Leber ins Schwitzen bringen.

So kommt das Fett in die Leber

Abtransport: In der Stoffwechsellage der Insulinresistenz werden weniger Fette aus der Leber abtransportiert.

Ernährung: Durch kohlenhydratreiche Ernährung sind die Vorratsspeicher der Leber voll und der Stoffwechsel aus dem Gleichgewicht. Überschüssige Nährstoffe werden in der Leber zu Fett umgebaut.

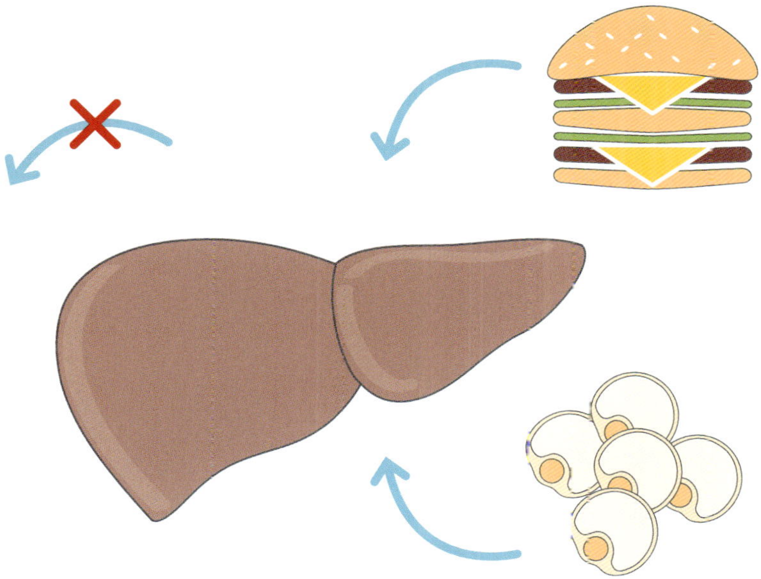

Abbau: Durch Alkohol oder einen erhöhten Insulinspiegel wird der Fettabbau in der Leber gebremst.

Böses Bauchfett: In dem Fettgewebe rund um den Bauch werden vermehrt Fettsäuren abgebaut und in der Leber eingelagert.

METABOLISCHES SYNDROM UND DIABETES

Unter dem Begriff »metabolisches Syndrom« versteht man in der Medizin eine Stoffwechselstörung, die maßgeblich durch Ernährung und Lebensstil entsteht und bei der mindestens zwei weitere der folgenden Kriterien erfüllt sind:

- Bauchbetonte Fettverteilung mit einem erhöhten Taillenumfang von über 94 Zentimetern bei Männern oder über 80 Zentimetern bei Frauen
- Fettstoffwechselstörung mit Erhöhung der Triglyceride von mindestens 150 mg/dl
- Niedriger HDL-Cholesterolspiegel (≤ 40 mg/dl bei Männern beziehungsweise ≤ 50 mg/dl bei Frauen)
- Bluthochdruck (> 130/85 mmHg)
- Erhöhter Blutzuckerspiegel als Zeichen der Insulinresistenz (Nüchternblutzucker ≥ 100 mg/dl oder ein bereits festgestellter Diabetes Typ 2)

Das metabolische Syndrom gilt neben dem Rauchen als wichtigster Risikofaktor für die Entstehung der Gefäßverkalkung (Arteriosklerose), Herz-Kreislauf-Erkrankungen und Diabetes Typ 2 – und eben der Stoffwechsel-bedingten Fettleber MASLD

Bei **Diabetes Typ 2** handelt es sich um eine Stoffwechselstörung, bei der Insulin zwar vorhanden ist, jedoch an seinem Zielort nicht richtig wirken kann (Insulinresistenz, siehe Seite 42 ff.). Dies kann die Bauchspeicheldrüse zunächst noch durch die Produktion von höheren Insulinmengen kompen-

sieren. Irgendwann reicht aber auch das nicht mehr aus und der Blutzuckerspiegel bleibt erhöht – und damit liegt ein Diabetes Typ 2 vor.

Bei **Diabetes Typ 1** handelt es sich dagegen um ein ganz anderes Krankheitsbild: Hier kommt es bereits in jungen Jahren zu einem Versagen der Insulinproduktion in der Bauchspeicheldrüse – diese Patienten können überhaupt kein Insulin mehr bilden und brauchen daher Insulin als Dauertherapie, um den Blutzuckerspiegel unter Kontrolle zu halten.

Unsere Makronährstoffe: Kohlenhydrate, Eiweiß und Fette

Unsere tierischen und pflanzlichen Lebensmittel enthalten die drei lebenswichtigen Makronährstoffe Kohlenhydrate, Proteine (Eiweiße) und Fette.

Kohlenhydrate bestehen aus einem oder mehreren Zuckermolekülen, was aber nicht bedeutet, dass alle kohlenhydratreichen Lebensmittel süß schmecken. Man unterscheidet:

- Einfachzucker wie Traubenzucker (Glukose) und Fruchtzucker (Fruktose),
- Zweifachzucker wie Milchzucker (Laktose) oder Haushaltszucker (Saccharose, besteht je zur Hälfte aus Glukose und Fruktose),
- Mehrfachzucker, also komplexe Kohlenhydrate, die vor allem in Getreide, Kartoffeln und Vollkornprodukten enthalten sind.

Kohlenhydrate werden im Darm in Einfachzucker (Glukose) zerlegt, damit sie aufgenommen und in der Blutbahn transportiert werden können. Da diese Zerlegung Zeit braucht, lassen Mehrfachzucker den Blutzuckerspiegel langsamer ansteigen als Einfachzucker. Glukose wird vor allem in der Leber und in den Muskeln gespeichert. Sind die Speicher voll, wird überschüssige Glukose in der Leber auch in Fett umgewandelt.

Eiweiße, auch Proteine genannt, sind biologische Moleküle, die sich aus verschiedenen Aminosäuren zusammensetzen und im Körper als Baustoff für Zellen und Gewebe, aber auch für die Bildung von Hormonen, Enzymen und Antikörpern des Immunsystems benötigt werden. Es gibt acht Aminosäuren, die der Körper unbedingt braucht, aber nicht selbst bilden kann. Diese sogenannten essenziellen Aminosäuren sind lebenswichtig und müssen mit dem Eiweiß aus der Nahrung aufgenommen werden.

Fette sind nicht nur Energieträger mit hoher Energiedichte, sondern auch wichtige Geschmacksträger in unserer täglichen Nahrung. Alle Fette und Öle sind aus unterschiedlichen Fettsäuren aufgebaut, die chemisch gesehen untereinander stabile Verbindungen (gesättigte Fettsäuren) oder instabile Verbindungen (ungesättigte Fettsäuren) bilden. Die Begriffe »gesättigte« oder »ungesättigte Fettsäuren« haben also nichts damit zu tun, ob das Fett satt macht, sondern wird durch die Art der chemischen Bindung zwischen den Fettsäuren bestimmt. Die gesättigten Fettsäuren, die vor allem in tierischen Produkten wie fettem Fleisch, Wurst, Butter und Sahne stecken, gelten in höheren Mengen als eher ungesund, da sie Entzündungsvorgänge im Körper sowie die Entstehung einer Insulinresistenz und Adipositas begünstigen können. Als besonders ungesund gelten die Transfette, die durch die industrielle Härtung von Pflanzenfetten entstehen und vor allem in Pommes, Chips und Fertigbackwaren zu finden sind.

Als »gesünder« gelten dagegen die ungesättigten Fettsäuren, die in einfach ungesättigte Fettsäuren (zum Beispiel in Pflanzenölen, Nüssen und Avocados enthalten) und mehrfach ungesättigte Fettsäuren unterschieden werden. Die mehrfach ungesättigten Fettsäuren werden je nach chemischem Aufbau in Omega-3-Fettsäuren und Omega-6-Fettsäuren unterschieden. Da der Körper diese beiden Fettsäuren nicht selbst

produzieren kann, sind diese essenziell und müssen mit der Nahrung zugeführt werden. Die Omega-3-Fettsäuren – dazu zählen die Eicosapentaensäure (EPA), die Docosahexaensäure (DHA) und die Alpha-Linolensäure (ALA) – haben zahlreiche gesundheitsfördernde Wirkungen und sind in pflanzlichen Lebensmitteln (Leinöl, Walnussöl und Rapsöl) sowie in Kaltwasserfischen wie beispielsweise Heringen, Makrelen und Lachs enthalten.

Böses Bauchfett

Zudem werden durch Stoffwechselprozesse aus dem Fettgewebe unseres Körpers vermehrt Fettsäuren freigesetzt, die in die Leber gelangen und sich dort einlagern. Dabei scheint das Bauchfett eine besonders böse Rolle zu spielen.

Wölbt sich die Speckrolle über den Gürtel und nehmen die Rettungsringe um den Bauch immer mehr zu, dann ist nicht nur die Bikinifigur, sondern auch die Leber zunehmend in Gefahr. Denn Fettgewebe ist nicht nur ein guter Schutz vor Kälte und ein Energiespeicher – es ist unser größtes hormonproduzierendes Organ und maßgeblich an der Regulation des Glukose- und Fettstoffwechsels des Körpers beteiligt. Ein Großteil des Fettes in der Leber hat seinen Ursprung dabei in den Problemzonen rund um den Bauch und um die inneren Organe. Schätzungen gehen davon aus, dass 60 Prozent der Fettablagerungen in der Leber aus den Speckrollen am und im Bauch kommen.

In den Fettzellen des Körpers wird der größte Teil der im Körper vorhandenen Energievorräte in Form von Speicherfett gelagert – dies hat aus evolutionsbiologischer Sicht den Vorteil, dass der Körper auch in Zeiten der Hungersnot immer Zugriff auf Energie hat. Doch in der modernen westlichen Zivilisation sind Hungersnöte selten und die zunehmenden Fettdepots unseres Körpers stellen mittlerweile weniger einen Überlebensvorteil als eher ein Gesundheitsrisiko dar.

Doch nicht nur das Übergewicht und die Zunahme der Fettmenge an sich, sondern auch der Ort der Fettpölsterchen im Körper ist für die Entstehung der Fettleber von Bedeutung. Studien der letzten Jahre konnten dabei

zeigen, dass Bauchfett riskanter ist als Hüftgold. Menschen mit Fettablagerungen im und am Bauch scheinen in Sachen Fettleber gefährdeter zu sein als Menschen mit Pölsterchen an Oberschenkeln, Hüfte und Gesäß.

Das Bauchfett, in der Fachsprache auch viszerales Fett genannt, spielt bei der Entstehung der Fettleber eine besonders schwerwiegende Rolle. Das bauchbetonte Fettgewebe ist nämlich keineswegs nur ein gemütliches ruhiges Speckdepot für schlechte Zeiten, sondern ein hochaktives Gewebe, welches sich durch die Produktion von über 600 bioaktiven Hormonen und Botenstoffen ganz massiv in den Energiestoffwechsel und die Regulation von Entzündungsprozessen im Körper einmischt.

Von manchen Wissenschaftlern wird das Bauchfett daher mittlerweile sogar als eigenes hormonaktives Organ gesehen, das unseren Stoffwechsel reguliert. Dabei spielen spezielle Fettgewebshormone, die sogenannten Adipokine, eine besondere Rolle. Zu den wichtigsten Fettgewebshormonen gehören beispielsweise Leptin, Adiponektin und Resistin. Diese Signalstoffe werden von den Fettzellen (Adipozyten) produziert und regulieren unser Hunger- und Sättigungsgefühl, steuern den Energieumsatz im Körper, die Hormonfreisetzung in der Schilddrüse und den Geschlechtsorganen und sind sogar in der Lage, unser Immunsystem und unsere Entzündungsprozesse zu beeinflussen. Zudem regulieren sie die Insulinfreisetzung in der Bauchspeicheldrüse und haben Einfluss auf die Insulinsignalwirkung in Leber und Muskeln.

So verwundert es auch nicht, dass die Menge des Bauchfetts in engem Zusammenhang mit dem Risiko für Insulinresistenz, Diabetes Typ 2 und Herzinfarkt steht und mittlerweile Ursache Nummer eins für die Entstehung der gefährlichen Gefäßverkalkung (Arteriosklerose) ist. Je mehr Bauchfett vorhanden ist, desto mehr freie Fettsäuren werden zudem freigesetzt, die über die Pfortader in die Leber gelangen und dort die Entstehung einer Fettleber fördern.

Das Risiko, eine Fettleber zu entwickeln, wird also nicht nur von einem erhöhten Körpergewicht, sondern auch von dem Vorhandensein von Bauchfett bestimmt. Daher ist nicht allein nur der Body-Mass-Index und das angezeigte Gewicht auf der Waage interessant (siehe Seite 34), sondern auch der Taillenumfang – und daher eben entsprechend Teil der neuen Diagnosekriterien (siehe Seite 31).

TAILLENUMFANG MESSEN

Deinen Taillenumfang kannst du dabei sehr leicht selbst bestimmen: Messe deinen Taillenumfang morgens vor dem Frühstück am unbekleideten Bauch etwa auf Höhe des Bauchnabels an der dicksten Stelle des Bauches. Achte bitte darauf, aufrecht und entspannt zu stehen und den Bauch nicht anzuspannen. Den Taillenumfang brauchst du auch, um deinen Fettleberindex, den sogenannten Fatty Liver Index, berechnen zu können (siehe Info-Kasten auf Seite 67 f.). Dieser kann eine erste Einschätzung zu deinem persönlichen Fettleberrisiko geben.

Zu allem Überfluss werden durch das Überangebot an Insulin nicht nur mehr Fettsäuren gebildet, sondern auch weniger Fettsäuren in der Leber abgebaut. Daher haben Menschen mit zu hohen Blutfetten oder einem niedrigen HDL-Cholesterin (auch als das »gute Cholesterin« bezeichnet) ein höheres Risiko für eine Fettleber. Auch bei übermäßigem Alkoholkonsum werden die Fettsäuren in der Leber nur noch vermindert oxidiert und häufen sich in der Leber an.

Die Leber bildet im Normalfall selbst wichtige Transportmoleküle, um die gebildeten Fette wieder aus der Leber heraus in den Blutkreislauf zu anderen Organen zu transportieren. Ist der Stoffwechsel jedoch aus dem Gleichgewicht, produziert die Leber nicht mehr genügend Transporter und das Fett bleibt in der Leber sitzen (siehe Grafik auf Seite 46).

Feindlicher Industriezucker

Der wichtigste Energielieferant unseres Körpers ist der Einfachzucker Glukose, der sehr schnell in die Blutbahn gelangt und die Organe mit

Energie versorgt. Die Fruktose (Fruchtzucker) ist ebenfalls ein Einfachzucker und kommt, wie der Name schon sagt, vor allem in Früchten vor. Nun sind Früchte erst mal ein wichtiger Bestandteil einer gesunden Ernährung. Wenn wir aber von hoch dosierter Fruktose beziehungsweise Fruktosesirup, die vor allem als Süßungsmittel in der Nahrungsmittelindustrie verwendet werden, sprechen, sieht die Lage schnell anders aus. Denn sowohl industriell verwendeter Glukosesirup als auch Fruktosesirup werden gerne hoch dosiert als Süßungsmittel in der Lebensmittelindustrie verwendet, um Essen und Getränke auf billige Art und Weise sehr süß zu machen. Auch die Isoglukose (Mischung aus Glukose- und Fruktosesirup) findet sich häufig als Süßungsmittel in Softdrinks und Fertignahrung. Diese industriell verwendeten Zuckerstoffe werden in der Wissenschaft mit einem erhöhten Risiko für die Fettleber in Verbindung gebracht und tragen nicht unerheblich zu der aktuellen Fettleber-Pandemie bei. Der Grund dafür ist zum einen die hohe Kalorien- beziehungsweise Energiezufuhr, aber auch spezielle Effekte: Fruktose kann im Gegensatz zu Glukose zum Beispiel nicht in den Zuckerspeichern der Leber deponiert werden. Kommt es zu einem Überangebot an Fruktose (Industriesirup), wird diese in der Leber in Fett umgewandelt und gespeichert. Fruktose bremst zudem die Fettverbrennung in der Leber und scheint die Regulation unseres Sättigungsgefühls nachhaltig zu beeinflussen.

Forscher der University of Florida untersuchten sechs Monate lang an Mäusen den Effekt von Fruktose auf den Stoffwechsel und das Fressverhalten der Tiere. Hierbei zeigte sich, dass die Mäuse durch die sechsmonatige Fruktoseernährung resistent gegen das Fettgewebshormon Leptin wurden. Leptin ist ein Hormon, welches auch im menschlichen Organismus das Sättigungsgefühl vermittelt. Die Folgen der Leptinresistenz: Die Mäuse hatten kein Sättigungsgefühl mehr, fraßen weiter, nahmen deutlich an Körpergewicht zu und zeigten deutlich erhöhte Blutfettwerte. Fruktose scheint also unser natürliches Sättigungsgefühl zu blockieren und damit zu einem stärkeren Hungergefühl und einer vermehrten Nahrungsaufnahme zu führen.

Fruchtzucker ist aber nicht gleich Fruchtzucker – und für unseren menschlichen Organismus macht es einen riesigen Unterschied, ob

Fruktose in Form eines Apfels in unserem Stoffwechsel landet oder in Form von industriell hergestelltem Fruchtzucker in hohen Dosen. Aus Angst vor Fruchtzucker sollte daher niemand auf die tägliche Portion Obst verzichten. Allerdings ist der Fruktosegehalt schon deutlich höher, wenn das Obst in Form von puren Obstsäften oder Smoothies in den Organismus gelangt. Auch gibt es Fruchtsorten mit einem hohen Fruktosegehalt wie beispielsweise Weintrauben (7,4 Gramm pro 100 Gramm), Äpfel und Birnen (circa 6 Gramm pro 100 Gramm) oder exotische Früchte wie Granatapfel oder Datteln. Sehr hohe Fruktosewerte finden sich auch in Trockenobst (mehr dazu in der Tabelle auf Seite 36 f.).

Hauptverantwortlich für die Entstehung einer Fettleber ist jedoch nicht die in frischem Obst zu findende Fruktose, sondern die in industriell hergestelltem Zuckersirup enthaltene Fruktose, die Softdrinks und Fertigprodukte für unsere Leber zu einer süßen Zeitbombe werden lässt. Für Patienten mit einer Fettlebererkrankung gilt daher nicht Vorsicht bei Obst und Gemüse, sondern: Finger weg von der feindlichen Industrie-Fruktose!

Seit den 1970er-Jahren ist in den USA die Verwendung von diesen Fruktose- und Isoglukose-Verbindungen um den Faktor 1000 gestiegen – insbesondere die Softdrink-Hersteller sind in den USA auf diese Süßmittel für ihre Softdrinks umgestiegen, deren steigender Konsum bei Kindern und Jugendlichen mit den steigenden Zahlen für Übergewicht und Fettleber in Zusammenhang gebracht werden.

Schätzungen gehen davon aus, dass etwa 30 Prozent der übergewichtigen Kinder bereits eine Fettleber haben. Insgesamt nehmen Erwachsene in den USA mittlerweile 12 Prozent ihres täglichen Energiebedarfs in Form von industriell hergestellten Zuckerverbindungen auf. Wenn man nun die Kurven für den Anstieg dieser Süßungsmittel in der Nahrung in den letzten 20 Jahren mit den gestiegenen Zahlen für Übergewicht, Diabetes und Fettlebererkrankungen in den USA vergleicht, wird einem der Zusammenhang mehr als deutlich vor Augen geführt.

INDUSTRIEZUCKER IST FÜR UNSERE LEBER GLEICH DREIFACH SCHÄDLICH

- Industriezucker blockiert unsere Sättigungshormone und führt dazu, dass wir trotz Nahrungsaufnahme noch mehr Appetit haben und noch mehr essen.
- Industriezucker verhindert die Fettverbrennung in der Leber und fördert den Fettaufbau.
- Industriezucker wird in der Leber in Fett umgewandelt und gespeichert.
- Softdrinks sind wahre Zuckerbomben und können zur Entstehung einer Fettleber führen.

Die Leber schluckt und schluckt – Alkohol als Lebergift

Steter Tropfen höhlt die Leber – und die Hohlräume füllen sich durch den Giftstoff Alkohol langsam, aber sicher mit Fettzellen. Das erscheint auf den ersten Blick nicht ganz logisch, weil Alkohol chemisch gesehen doch eigentlich als Fettlöser bekannt ist und uns in diversen Putzmitteln gute Dienste leistet, wenn der Fettfleck auf der Fensterscheibe wegmuss. Dennoch ist Alkohol ein ganz wesentlicher Risikofaktor, wenn es im menschlichen Körper um die Entstehung einer Fettleber geht.

Die Leber ist als wichtigste Stoffwechsel-Managerin des Menschen ständig mit Giftstoffen konfrontiert – und der häufigste Giftstoff ist Alkohol (chemisch Ethanol, C_2H_5OH).

Im Gegensatz zu anderen Nährstoffen kann Alkohol im menschlichen Körper nicht gespeichert werden – und daher muss die Leber ran, um diesen Giftstoff in unschädliche Stoffe zu zerlegen. Die Kapazität der Leber ist hierbei jedoch nicht unendlich: Die Leber schafft den Abbau von etwa 0,1 Gramm Alkohol pro Kilogramm Körpergewicht in der Stun-

de – bei einem 80 Kilogramm schweren Mann entspricht das einem Alkoholabbau von 8 Gramm pro Stunde. Dabei lässt sich die Leber nicht stressen: Egal, wie hoch der Alkoholspiegel ist, die Abbaugeschwindigkeit bleibt immer gleich und damit auch die Belastung für unsere Entgiftungszentrale Leber.

Aus der getrunkenen Maß Bier oder dem Kölsch wird mehr als 90 Prozent des darin enthaltenen Alkohols schnell über die Schleimhaut des Magen-Darm-Traktes in die Blutbahn aufgenommen und über die Pfortader zur Leber transportiert. Nun muss die Leber zu Hochform auflaufen. Über mehrere Stoffwechselschritte wird Alkohol mithilfe von Enzymen zu Acetat (Essigsäure) zerlegt.

Dabei entsteht unter anderem das giftige Zwischenprodukt Acetaldehyd, das in größeren Mengen die Zellen der Leber massiv schädigen kann. Dies geschieht durch die Entstehung sogenannter freier Sauerstoffradikale, also aggressiver Verbindungen, die das Lebergewebe angreifen und Entzündungsreaktionen auslösen können. Bei solchen Entzündungsreaktionen werden Botenstoffe freigesetzt, die die Bildung von Bindegewebe in der Leber antreiben und so die Vernarbung des Gewebes fördern können.

Das Endprodukt des Alkoholabbaus – die Essigsäure – ist wiederum Grundbaustein für Fettsäuren. Damit erklärt sich auch, warum übermäßiger Alkoholkonsum über eine gesteigerte Fettsäuresynthese zu vermehrter Fettbildung führt, Bierbauch inklusive. Zudem fordert der Alkoholabbau die volle Aufmerksamkeit der Leber. Damit bleibt weniger Zeit für andere Stoffwechselvorgänge in der Leber wie zum Beispiel der Abbau von Fettsäuren. Die Folge für die Leber: zu viel Fettneubildung, zu wenig Fettabbau – und damit ersäuft die Leber langsam, aber sicher, im Fett …

Wie viel Alkohol braucht es nun genau, um eine Fettleber zu entwickeln? Diese Frage ist vor dem nächsten Oktoberfest zwar hochinteressant, aber schwierig exakt zu beantworten, da hier auch andere Risikofaktoren wie zum Beispiel Körperbau, genetische Veranlagung, Rauchen oder Ernährung eine Rolle spielen. Statistisch gesehen liegt die kritische Grenze aus Sicht der Wissenschaftler international bei regelmäßig getrunkenem Alkohol am Tag für Frauen bei 12 Gramm, bei Männern bei 24 Gramm.

Wird regelmäßig mehr als diese angegebene Menge Alkohol über einen längeren Zeitraum konsumiert, so sind langfristig körperliche Folgen wie zum Beispiel Bluthochdruck, Herzerkrankungen oder eine Fettleber wahrscheinlich. Dabei handelt es sich jedoch um statistische Werte – die individuellen Grenzen können dabei von Person zu Person unterschiedlich sein und daher auch deutlich niedriger liegen.

Um den Alkoholgehalt eines Getränks in Gramm zu berechnen, gilt folgende Formel: Die Menge des Getränks in Milliliter (ml) × Alkoholgehalt in Volumenprozent × 0,8 = Gramm reiner Alkohol

Konkret bedeutet dies:
Der Alkoholgehalt einer Flasche Bier mit 330 ml (4,8 % Vol.) beträgt
330 ml × (4,8/100) × 0,8 = 12,7 g Alkohol

Der Alkoholgehalt von einem Glas Wein mit 100 ml (11 % Vol.) beträgt
100 ml × (11/100) × 0,8 = 8,8 g Alkohol

BEISPIELE ALKOHOLGEHALT VON BEKANNTEN GETRÄNKEN

Getränk	Menge	Alkoholgehalt in Gramm
Bier	0,3 l	12
Weißbier/Weizenbier	0,5 l	20
Rotwein	0,125 l (1 Glas)	15
Weißwein	0,15 l (1 Glas)	14
Sekt	0,1 l (1 Glas)	10
Schnaps	20 ml	5
Whiskey	20 ml	7
Wodka/Rum/Gin	20 ml	6

Mikrobiom im Darm

Dass die Darmflora für die Gesundheit allgemein eine zentrale Rolle spielt, ist mittlerweile allgemein bekannt. Dass unsere Billionen Untermieter im Darm aber auch die Vorgänge in unserer Leber fernsteuern können, ist eine relativ neue Erkenntnis, die insbesondere für Patienten mit Fettlebererkrankungen von Bedeutung sein könnte. Aus Studien ergeben sich erste Hinweise, dass sich Veränderungen in der Zusammensetzung unserer Darmflora (heutzutage Mikrobiom genannt) im Zusammenspiel mit genetischen Faktoren auch auf das Risiko für eine Fettleber beziehungsweise die Entstehung einer Fettleberentzündung auswirken können. Manche Forscher sprechen gar schon von einer Darm-Leber-Achse, in der die Artenvielfalt und Zusammensetzung unseres Darmmikrobioms die Entzündungs- und Vernarbungsprozesse in der Leber steuert.

Bei Patienten mit einer Fettlebererkrankung zeigte sich in Studien gehäuft ein Ungleichgewicht innerhalb des Mikrobioms (auch Dysbiose genannt). Interessanterweise ist dies oft eine ähnliche Mischung an Darmbakterien, die wir auch bei Patienten mit Diabetes oder starkem Übergewicht beobachten können. Zudem ist bei Patienten mit Adipositas die Artenvielfalt im Darm deutlich geringer als bei Normalgewichtigen. Ursachen einer solchen Dysbiose können zum Beispiel falsche Ernährung mit wenig Ballaststoffen und viel industriell gefertigter Nahrung sein (Fertiggerichte, Fast Food).

Aus Studien wissen wir, dass ein solches Bakterienungleichgewicht starke Auswirkungen auf unsere Nahrungsverwertung, den Hormonhaushalt und unseren Stoffwechsel haben kann. Zudem haben Patienten mit einer Fettleber auch häufiger eine erhöhte Durchlässigkeit der Darmwand (in der Fachsprache erhöhte intestinale Permeabilität genannt). Das bedeutet, dass durch Lücken in der Darmbarriere mehr Stoffe aus dem Darm in die Blutbahn und die Leber gelangen können – also auch Bestandteile von Bakterien wie LPS (Lipopolysaccharid), entzündliche Botenstoffe und Nahrungsproteine. Wissenschaftler gehen davon aus, dass diese Bakterienbestandteile Entzündungsprozesse in der Leber anfeuern und Fibrose fördern können.

Erste kleinere Studien mit Fettleberpatienten zeigen positive Effekte auf die Darmflora durch die therapeutische Gabe von Probiotika (also gesunden Darmbakterien). Vergleicht man beispielsweise Patienten mit einer Fettleberhepatitis (MASH), die eine Lebensstiländerung durchführen und zusätzlich den Bakterienstamm *Bifidobacterium longum* erhalten, mit einer Vergleichsgruppe ohne zusätzliche Probiotikagabe, so zeigt die Gruppe mit der Probiotikatherapie eine deutliche Besserung nicht nur der Entzündungs- und Leberwerte im Blut, sondern auch einen verminderten Fettgehalt der Leber. Inwieweit diese ersten Ergebnisse erfolgreich als Therapie umgesetzt werden können, wird sich in den nächsten Jahren zeigen.

ERNÄHRUNG, MIKROBIOM UND LEBER

Unsere Ernährung hat großen Einfluss auf die Zusammensetzung des Darmmikrobioms und seine Stoffwechselaktivität – und damit auch Auswirkung auf die Lebergesundheit. In Studien konnte gezeigt werden, dass ein hoher Anteil an Ballaststoffen und resistenter Stärke (zum Beispiel in Vollkorngetreide, Hülsenfrüchten, grünen Bananen, Bohnen oder Kartoffeln) die Menge an nützlichen Bakterien im Darm erhöht und dadurch auch positive Effekte auf die Fettleber beobachtet werden können.

AUS MEINER PRAXIS: RISIKOFAKTOR WECHSELJAHRE

Simone, 52, kommt wegen zunehmender Müdigkeit und Erschöpfung zum Arzt. Lange Zeit hat sie die Symptome auf berufliche und familiäre Belastung geschoben, es bleibt wenig Zeit für Sport oder Erholung und auch die hormonellen Umstellungen durch die Wechseljahre machen ihr zu schaffen. Eigentlich war Simone nie dick, aber in den letzten zwei Jahren machen ihr der zunehmende Bauchumfang und ein paar Kilo mehr auf der Waage trotz gleicher Ernährungsgewohnheiten zu schaffen. Die Vitaminspiegel sind in Ordnung, auch die Schilddrüsenwerte zeigen keine Auffälligkeiten. Nach einem Ultraschall und dem Blick auf die Leberwerte wird aber klar: Simones Leber ist verfettet – und das ist bei Frauen in den Wechseljahren kein Einzelfall.

Immer mehr wird deutlich, dass Frauen und Männer, bedingt durch genetische, immunologische und hormonelle Faktoren, im Laufe des Lebens geschlechtsspezifische Unterschiede in Sachen MASLD zeigen.

Bis zur Menopause ist die weibliche Leber-Welt meist noch in Ordnung. Frauen haben bis zu dieser Lebensphase statistisch ein deutlich geringeres Risiko (circa 19 Prozent weniger), an MASLD zu erkranken, als Männer. Die Wissenschaft führt das vor allem auf den schützenden Effekt des Östrogens auf die Leber und den Stoffwechsel zurück. Östrogen erhöht nicht nur die Insulinempfindlichkeit der Zellen und wirkt sich positiv auf die Verarbeitung von Fettsäuren in der Leber aus, sondern reguliert auch den Grundumsatz und Energieverbrauch.

Nach den Wechseljahren jedoch werden Frauen durch den Mangel an Östrogen und die Veränderungen im Darmmikrobiom, Energiehaushalt und Stoffwechsel auf einmal zur Risikogruppe. Sie zeigen ein deutlich höheres Risiko, an einer MASLD zu erkranken, als gleichaltrige Männer – und leider auch ein fast 40 Prozent höheres Risiko für einen fortschreitenden Verlauf in Richtung Fibrose. Damit einhergehend finden wir durch den nun erniedrigten Grundumsatz (ja, leider 400 Kilokalorien weniger pro Tag) nicht nur ein erhöhtes Risiko für Gewichtszunahme und Störungen des Fett- und Zuckerstoffwechsels, sondern insbesondere auch für Bauchfett – beschönigend auch als die Meno-Mitte bezeichnet.

Leider werden Frauen in den Wechseljahren immer noch viel zu wenig über das Risiko MASLD und Stoffwechselstörungen aufgeklärt – denn genau in dieser Phase wären eine angepasste Ernährung, Bewegung und auch eine frühzeitige Diagnostik und Kontrolle wichtig.

Simone hat den Weg aus der Fettleberfalle geschafft – sie hat durch eine kalorienreduzierte Kost und regelmäßigen Sport in drei Monaten drei Kilo Gewicht abgenommen und damit auch ihren Bauchumfang reduziert. Im Ultraschall und in den Laborwerten sieht man diese ersten Erfolge, die Leber erholt sich. Durch eine nachhaltige Umstellung der Ernährungsgewohnheiten und mehr Bewegung im Alltag möchte Simone langfristig insgesamt 5 Prozent ihres Körpergewichts reduzieren und die neu gewonnene Energie beibehalten.

Kapitel 3

DIE LEBER LEIDET LANGE LEISE

Die Fettleber und ihre Komplikationen rechtzeitig erkennen und behandeln

Die Leber ist ein geduldiges Organ und kennt keinen Schmerz – und leidet deshalb oft jahrelang leise und stumm vor sich hin, bevor durch körperliche Beschwerden oder erhöhte Blutwerte auffällt, dass die verfettete Leber Hilfe braucht. Da das Lebergewebe keine Nervenfasern enthält, spüren wir trotz fortgeschrittener Leberveränderungen meist keinen Schmerz. Müdigkeit und Leistungsabfall sind oftmals erste, aber unspezifische Symptome einer Lebererkrankung.

SCHMERZLOS SCHLAPP

Viele Fettlebern werden erst relativ spät bemerkt – dies liegt vor allem daran, dass das Lebergewebe selbst keine Nerven besitzt und damit auch keine Schmerzsignale bei einer Entzündung oder Gewebsveränderung entstehen. Das häufigste Warnsignal, das uns die Leber sendet, ist zunehmende Müdigkeit und Erschöpfung. In der Naturheilkunde gilt auch heute noch der Spruch »Die Müdigkeit ist der Schmerz der Leber«. Doch die wenigsten Patienten denken bei anhaltender Müdigkeit und einem Leistungsabfall zuerst an ihre Leber – sind doch die häufigen Geschäftsreisen und die langen Arbeitszeiten, die nicht vorhandene Work-Life-Balance Grund genug, sich müde und energielos zu fühlen. Interessant ist dabei die Sichtweise der traditionellen chinesischen Medizin, die die Leber als Sitz von Vitalität und Energie betrachtet: Ohne ausreichende Leberfunktion kann die Lebensenergie Qi nicht fließen – und die Patienten sind müde und antriebslos.

Einige Patienten leiden auch unter einem dumpfen Druckgefühl im rechten Oberbauch, das durch eine Dehnung der Leberkapsel ausgelöst werden kann. Insbesondere bei einer starken Größenzunahme der Leber, zum Beispiel bei plötzlicher Anschwellung infolge einer Entzündung oder einer fortgeschrittenen Fettleber, kann es durch die Anspannung der Leberkapsel zu Druckschmerzen unter dem rechten Rippenbogen kommen. Weitere häufige, aber unspezifische Symptome bei Lebererkrankungen sind Blähungen und Verdauungsbeschwerden oder auch Konzentrationsstörungen und Kopfschmerzen.

Fettleber erkennen – erste Schritte

Ausgehend von den Risikofaktoren für eine Fettleber solltest du dich entsprechend den internationalen Leitlinien auf eine Fettleber hin checken lassen, wenn:

- du Übergewicht oder Adipositas hast,
- du Störungen im Blutzuckerstoffwechsel oder Diabetes hast,
- du Fettstoffwechselstörungen (zum Beispiel hohe Blutfett- oder hohe Cholesterinwerte) hast,
- bei dir hoher Blutdruck bekannt ist.

Die ersten Schritte erfolgen meist beim Hausarzt, der neben der Anamnese (Befragung zu Krankengeschichte und Risikofaktoren) und körperlicher Untersuchung auch eine Ultraschalluntersuchung (Sonografie) der Leber durchführt und eine Blutabnahme veranlasst.

Bei der körperlichen Untersuchung achtet er neben BMI, Taillenumfang und Blutdruck insbesondere darauf, ob eine Vergrößerung der Leber tastbar ist. Mithilfe einer Blutuntersuchung im Labor wird bestimmt, ob die Leberenzyme im Blut erhöht sind oder andere Risikofaktoren wie ein erhöhter Blutzuckerspiegel oder erhöhte Blutfettwerte vorliegen.

Das wichtigste und am meisten verwendete bildgebende Verfahren zur Untersuchung der Leber ist dann die Ultraschalluntersuchung (Sonografie). Durch die Verwendung von strahlungsfreien Ultraschallwellen kann sich der Arzt von außen ein Bild von der Leber machen und ihre Größe, ihre Gewebedichte sowie Gefäße und Gallengänge beurteilen. Bei einer Fettleber erscheint die Leber in der Ultraschalluntersuchung typischerweise deutlich heller, weil verfettetes Lebergewebe dichter ist und damit den Schall stärker reflektiert. Ultraschall funktioniert ohne radioaktive Strahlung beziehungsweise Röntgenstrahlung, ist schmerzfrei und gesundheitlich unbedenklich.

Mit diesen Untersuchungen und Berechnungen kann dein Hausarzt die erste Diagnose einer Fettleber stellen. Entsprechend der Kriterien (siehe Seite 31) kann er dann auch eine stoffwechselbedingte Fettleber

von einer alkoholbedingten Fettleber unterscheiden. Der nächste wichtige Schritt ist nun zu unterscheiden, ob es sich einfach nur um eine Fettleber handelt oder ob es schon Komplikationen (Fibrose) gibt (siehe Seite 68 f.).

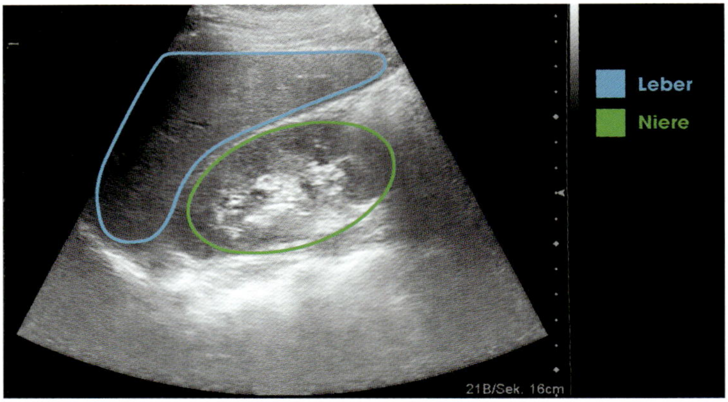

Auf dem Bild ist eine normale Leber zu erkennen, die eine ähnlich dunkle Farbe wie die darunterliegende Niere zeigt.

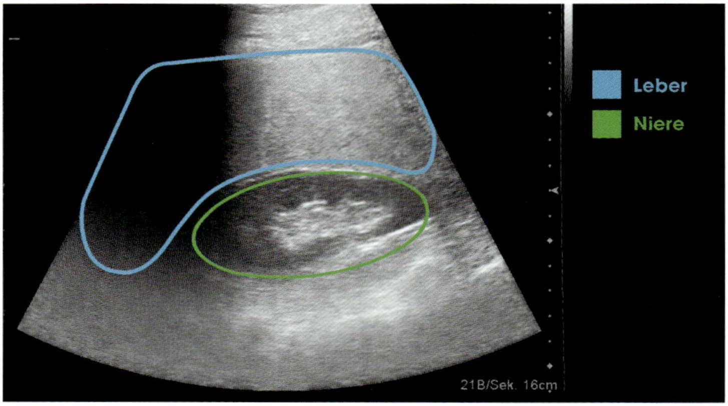

Das Bild zeigt eine Ultraschalluntersuchung der Leber bei einer 58-jährigen Patientin. Die Leber ist hier deutlich heller, weil das Lebergewebe verfettet und damit dichter ist.
Bilder © Prof. Jung, Leberzentrum München

Die wichtigsten Laborwerte bei Lebererkrankungen

Die wichtigsten Laborwerte bei Lebererkrankungen haben wir für dich in der Tabelle auf Seite 67 zusammengefasst.

Zu den wichtigsten Leberwerten gehören die Leberenzyme Glutamat-Oxalacetat-Transaminase, kurz GOT (auch AST für Aspartat-Aminotransferase genannt) und die Glutamat-Pyruvat-Transaminase, kurz GPT (auch ALT für Alanin-Aminotransferase genannt), die in den Leberzellen vorkommen und bei einer akuten Leberschädigung aus den Leberzellen in das Blut gelangen. Hohe Enzymwerte (insbesondere der GPT-Wert) sprechen für einen starken Leberzellschaden. Beide Enzyme werden oft auch unter dem Sammelbegriff »Transaminasen« genannt. Sie können bei einer Fettleber oder einer beginnenden Entzündung der Leber erhöht sein. Allerdings sind normale Leberwerte kein Ausschluss für eine MASLD.

Ein weiteres wichtiges Enzym ist die Gamma-Glutamyl-Transferase (GGT), die unspezifischer ist und schon bei geringen Leberschäden freigesetzt wird. Häufige Ursachen für eine Erhöhung sind Medikamente, Alkoholkonsum, leichte Zellschäden oder ein Stau in den Gallenwegen.

Bei Verdacht auf eine stoffwechselbedingte Fettleber werden entsprechend der Diagnosekriterien im Blut natürlich auch die Blutzuckerwerte (Nüchternglukose- und Langzeitzuckerwert HbA1c) und Blutfette (Cholesterin, Triglyceride, HDL- und LDL-Cholesterin) bestimmt. Diese Werte sind für die Risikoabschätzung wichtig. Zudem werden auch weitere Ursachen einer Fettleber (zum Beispiel eine Virushepatitis) ausgeschlossen.

Wichtig: Trotz ausgeprägter Leberverfettung können die Laborwerte bei Patienten im Normalbereich sein – alleine mit einer Blutuntersuchung kann daher die Diagnose Fettleber nicht gestellt werden.

Name		Bedeutung
GOT (AST)	Glutamat-Oxalacetat-Transaminase	erhöht bei Schädigungen der Leberzellen, zum Beispiel durch Virushepatitis, Fettleber, Giftstoffe oder Leberzirrhose
GPT (ALT)	Glutamat-Pyruvat-Transaminase	
GGT	Gamma-Glutamyl-Transferase	Schon bei leichten Leberzellschädigungen erhöht, zum Beispiel durch Alkoholkonsum, Fettleber, Medikamente
Ammoniak		Kann bei eingeschränkter Leberfunktion erhöht sein
AP	alkalische Phosphatase	Kann bei Gallestau oder Erkrankungen der Gallenwege erhöht sein
Bilirubin		Kann bei Gallestau oder einer eingeschränkten Leberfunktion erhöht sein
Quick	auch INR-Test genannt	Blutgerinnung, kann bei eingeschränkter Leberfunktion erniedrigt sein
AFP	Alpha-1-Fetoprotein	Tumormarker, der bei Leberkrebs erhöht sein kann

FATTY LIVER INDEX (FLI)

In den letzten Jahren wurden Berechnungsverfahren entwickelt, mit denen sich das Risiko einer Fettleber beziehungsweise einer Leberfibrose anhand von verschiedenen

Parametern ermitteln lässt: Der sogenannte *Fatty Liver Index* (FLI) wurde im Jahr 2006 von einer italienischen Arbeitsgruppe entwickelt und soll rechnerisch ermitteln, wie hoch die Wahrscheinlichkeit für das Vorliegen einer Fettleber bei einem Patienten ist. Auf der Basis von BMI (Body-Mass-Index), Taillenumfang sowie den Laborwerten der Triglyceride und der Gamma-Glutamyl-Transferase (GGT) kann der Algorithmus mit einer Genauigkeit von etwa 80 Prozent angeben, wie hoch die Wahrscheinlichkeit für das Vorliegen einer Fettleber ist. Die Berechnungsformel ist im Internet kostenlos verfügbar, zum Beispiel unter https://www.mdcalc.com/calc/10001/fatty-liver-index. Wichtig: Der Test dient nicht zur Diagnose, sondern dient zur Abschätzung des Risikos für eine Fettlebererkrankung und ersetzt nicht die Abklärung und weitere Diagnostik durch den Arzt.

Fibroserisiko einschätzen

Liegt im Ultraschall und durch die Blutwerte der Verdacht auf eine Fettleber nahe, so wird bei Patienten mit Risikofaktoren als Nächstes das Risiko für das Vorliegen einer Bindegewebsvermehrung (Fibrose) beurteilt. Das ist wichtig, um festzustellen, ob es sich einfach um eine Fettansammlung in der Leber oder schon eine fortgeschrittene Fettlebererkrankung handelt. Dies erfolgt mit sogenannten nicht-invasiven Fibrosetests (NITs), die mithilfe ausgewählter Blutwerte und dem Alter des Patienten durch mathematische Formeln eine Einschätzung geben. Die Tests heißen nicht-invasiv, weil sie nicht in den Körper eingreifen, also keine Leberbiopsie zum Nachweis einer Fibrose durchführen. Die verfügbaren Fibrosetests (FIB-4 und NAFLD-Fibrose-Score) sind kostenfrei im Internet erhältlich (zum Beispiel unter www.mdcalc.com) und werden meist bei den Hausärzten durchgeführt. Der FIB-4-Score beispielsweise verwendet in seiner Formel das Alter des Patienten sowie die

Ergebnisse von AST, ALT und Thrombozyten und berechnet daraus einen Wert. Ein FIB-4 Score unter 1,3 beispielsweise würde ein sehr geringes Risiko für das Vorliegen einer Fibrose bedeuten, ein Wert von über 2,67 dagegen einen Hinweis auf das Vorliegen einer fortgeschrittenen Fibrose darstellen.

Zeigen sich in diesen ersten Schritten ein erhöhtes Risiko für eine Fibrose, so sollte dies – unter Berücksichtigung von Alter und weiteren Risikofaktoren – weiter abgeklärt werden. Zudem können diese Tests auch für die Verlaufskontrollen beim Hausarzt verwendet werden, um in regelmäßigen Abständen den Zustand der Leber besser einschätzen und kontrollieren zu können.

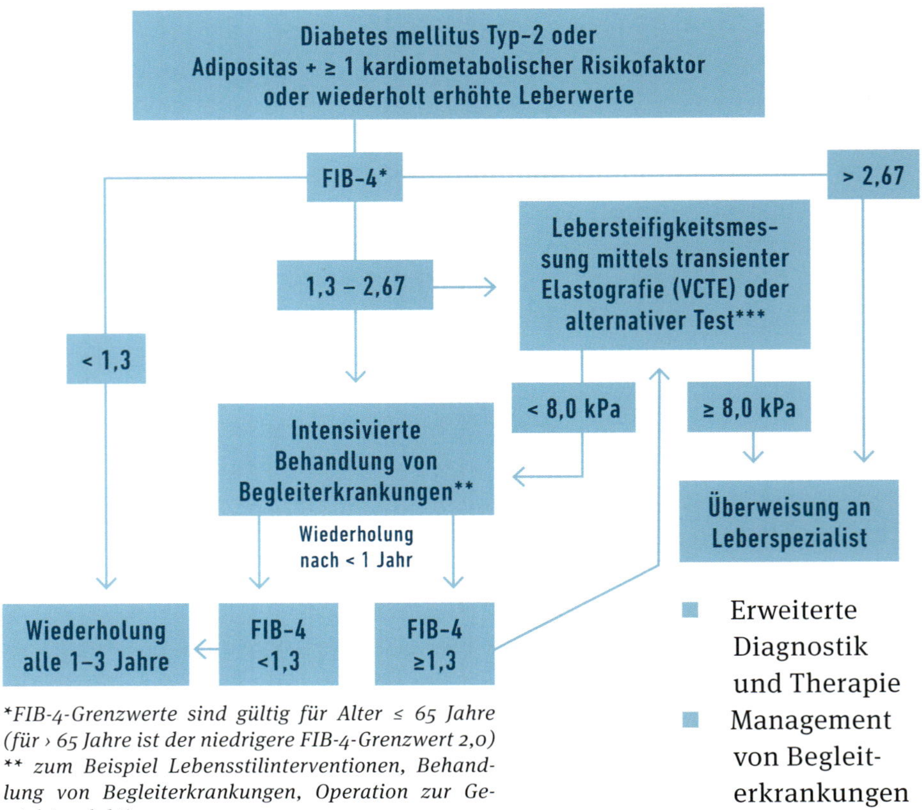

**FIB-4-Grenzwerte sind gültig für Alter ≤ 65 Jahre (für › 65 Jahre ist der niedrigere FIB-4-Grenzwert 2,0)*
*** zum Beispiel Lebensstilinterventionen, Behandlung von Begleiterkrankungen, Operation zur Gewichtsreduktion*
**** oder alternativer Test, zum Beispiel Magnetresonanz-Elastografie, ultraschallbasierte Scherwellenelastografie, mit entsprechenden Grenzwerten*

Weitere Schritte beim Verdacht auf eine fortgeschrittene Fettlebererkrankung

Ist der FIB-4 signifikant erhöht (siehe Abbildung auf Seite 69), kann mit weiteren Untersuchungstechniken beurteilt werden, wie stark der bindegewebige Umbau der Leber (Fibrose) schon vorangeschritten ist. Dazu gibt es weitere nicht-invasive und ultraschallbasierte Techniken, die den Bindegewebsanteil in der Leber messen können, ohne gleich eine Leberbiopsie durchzuführen. Diese Untersuchungen werden meist in spezialisierten Praxen (Gastroenterologie/Hepatologie) durchgeführt. Mit der sogenannten Elastografie wird die Geschwindigkeit von Druckimpulsen im Lebergewebe mittels Ultraschall gemessen und damit schmerzfrei die Elastizität, also die Dehnbarkeit des Lebergewebes, ermittelt. Je steifer das gemessene Lebergewebe ist, desto stärker ist bereits die Fibrose der Leber ausgeprägt. Ursprünglich wurde diese Technik für die französische Käseindustrie entwickelt, die den Reifegrad im Inneren des Käses beurteilen wollte, ohne den Camembert gleich aufzuschneiden. Und was beim Käse geht, geht auch bei der Leber.

Kann durch die Elastografie kein eindeutiger Befund gestellt werden, kommen manchmal auch weitere bildgebende Verfahren zur Abklärung der Leber in Betracht. Hierzu gehören beispielsweise die Magnetresonanztomografie, kurz MRT (Kernspintomografie), die im Rahmen von speziellen Techniken (Magnetresonanzelastografie, kurz MRE) sehr genaue Bilder und Aussagen zur Lebersteifigkeit bietet – die allerdings sehr teuer und weniger weitverbreitet ist als die normale Elastografie. Untersuchungen mit einer Computertomografie (CT) liefern zwar auch Aussagen zum Zustand der Leber, werden aber aufgrund der hohen Strahlenbelastung zur reinen Fettleberdiagnostik nicht eingesetzt.

Möchte man das Gewebe der Leber genauer untersuchen, ist manchmal auch eine Leberbiopsie nötig. Hierbei handelt es sich um einen invasiven Eingriff, bei dem nach örtlicher Betäubung der Bauchhaut des Oberbauches unter Ultraschallkontrolle mit einer langen Nadel durch die Haut in die Leber gestochen und ein kleines Stück Gewebe entnommen wird. Dieses Gewebestück wird dann in ein spezielles Labor (Pathologie) geschickt, wo dünne Schnitte des Lebergewebes angefertigt und in

speziellen Verfahren eingefärbt werden. Der Gewebespezialist (Pathologe) kann anhand dieser Präparate dann nähere Aussagen dazu machen, wie stark eine Verfettung oder Entzündung der Leber fortgeschritten ist, ob bereits eine Fibrose oder Zirrhose vorliegt oder ob andere Ursachen von Zellschäden erkennbar sind. Dieses Verfahren wird zum Beispiel eingesetzt, um eine akute Fettleberentzündung (MASH) eindeutig zu diagnostizieren und von anderen Ursachen einer Leberentzündung (zum Beispiel durch Viren oder eine Autoimmunkrankheit) abzugrenzen.

CHECKLISTE DIAGNOSE FETTLEBER

Erste Schritte beim Arzt beziehungsweise bei der Ärztin:

- **Anamnese (Krankengeschichte, Risikofaktoren)**
- **Körperliche Untersuchung (zum Beispiel Gewicht, Größe, Taillenumfang, Blutdruck)**
- **Laborwerte**
- **Ultraschall der Leber**
- **Ursache der Fettleber bestimmen (Stoffwechsel, Alkohol, andere Ursachen)**
- **Einschätzung des Fibroserisikos (FIB-4)**

Zweiter Schritt:

- **Besprechung der Befunde und Risikofaktoren**
- **Fibroserisiko erhöht: Überweisung zur Elastografie**
- **Fibroserisiko derzeit nicht signifikant erhöht: Kontrolle in ein bis drei Jahren**
- **Beratung zu Ernährung und individuellen Therapieoptionen**

Therapie der Fettleber und ihrer Komplikationen

Die Diagnose MASLD bedeutet nicht, dass es nun schon für alles zu spät ist. Denn durch einen gesunden Lebensstil mit der richtigen Ernährung und regelmäßiger Bewegung kannst du sehr viel für eine Verbesserung der Erkrankung tun.

Die wichtigste und effektivste Therapie ist, die Ursachen für die Fettleber zu stoppen: Bei der alkoholischen Fettleber bedeutet dies den Verzicht auf Alkohol, bei der MASLD/MASH die Gewichtsreduktion und die konsequente Umstellung von Ernährung und Lebensstil. Oberstes Ziel der Therapie ist es, Komplikationen wie eine Fettleberentzündung, Fibrose oder eine Leberzirrhose zu vermeiden und die Risiken für die langfristige Entstehung eines Diabetes Typ 2 sowie von Herz-Kreislauf-Erkrankungen so gering wie möglich zu halten. Nur wenn die Leber ihr Fett wegkriegt, kann auch der Stoffwechsel wieder ins Gleichgewicht kommen.

Baustein Nummer eins der MASLD-Therapie: Gewichtsverlust

Die Fettleber kann sich regenerieren und Fetteinlagerungen loswerden. Voraussetzung dafür ist jedoch: Ballast abwerfen, Gewicht reduzieren. Für übergewichtige Patienten mit einer MASLD konnte gezeigt werden, dass ein Gewichtsverlust von mehr als 5 Prozent des Ausgangsgewichts zu einem deutlichen Rückgang des Fettgehalts in der Leber führt. Zudem kann dieser Gewichtsverlust die Blutfette und den Blutzucker senken. Also: Ernährung umstellen, Bewegungsmotor anschalten, Gewicht reduzieren. Auch normalgewichtige Patienten mit einer Fettleber profitieren nachweislich von einer lebergesunden Umstellung des Lebensstils und der Vermeidung von Risikofaktoren.

Aus Studien wissen wir auch, dass ein Gewichtsverlust von 7 bis 10 Prozent des Ausgangsgewichts bewirken kann, dass sich Entzündungsvorgänge (MASH) und Fibrose zurückbilden. Es ist also insbesondere bei fortgeschrittenen Fettlebererkrankungen sehr wirksam, durch

MEDIKAMENTÖSE THERAPIE DER FETTLEBER MASLD

In den letzten Jahren wurden zahlreiche pharmakologische Wirkstoffe im Rahmen von Studien auf ihre Wirkung bei MASLD, MASH und Fibrose untersucht. Auch wenn noch keine Wunderpille in Sicht ist, gibt es doch vielversprechende Ansätze.

Spezielle Medikamente für MASLD

Erstmals gibt es mit dem Wirkstoff Resmetirom ein Medikament zur gezielten Behandlung der MASLD. In Deutschland ist Resmetirom unter dem Handelsnamen Rezdiffra seit August 2025 als erstes Medikament für die Behandlung der Stoffwechsel-assoziierten Steatohepatitis (MASH) mit moderater bis fortgeschrittener Leberfibrose zugelassen worden. Es wird für Erwachsene angewendet, bei denen eine Lebervernarbung (Fibrosestadium 2 bis 3) vorliegt, aber noch keine Leberzirrhose besteht. Bei Resmetirom handelt es sich um einen spezifischen Agonisten für den Schilddrüsenhormon-Rezeptor ß1 (THR-ß1), der diesen Rezeptor in der Leber gezielt aktiviert und in Studien die Fibrose und Krankheitsaktivität positiv beeinflussen konnte.

Gewichtsabnahme und Ernährungsumstellung die Leber von der Fettlast zu befreien.

Wie man die derzeitigen wissenschaftlichen Erkenntnisse rund um die Themen Fettleber, Ernährung und Lebensstil in zehn Schritten effektiv im Alltag umsetzen kann, um aus der Fettleberfalle herauszukommen und die Leber zu schützen, erfährst du im nachfolgenden Kapitel. Für Patienten mit zusätzlichen Risikofaktoren (wie zum Beispiel Diabe-

tes, Fettstoffwechselstörungen oder Bluthochdruck) kann zudem eine begleitende medikamentöse Therapie mit Diabetesmedikamenten, Blutfettsenkern oder Blutdruckmedikamenten erforderlich sein. Wichtig ist daher die ärztliche Beratung zu geeigneten Therapieformen und Unterstützungsmöglichkeiten. Und: Der Therapieerfolg und der Verlauf der Fettleber müssen auch langfristig und regelmäßig kontrolliert werden – mit Laboruntersuchungen und Ultraschall, aber auch mit wiederholten Einschätzungen und Messungen zum Thema Fibrose.

Die »Fett-weg-Spritze«

Nicht spezifisch für die Fettleber und ihre Folge, aber effektiv in Sachen Gewichtsreduktion: die sogenannten Abnehmspritzen oder »Fett-weg-Spritzen«, die nicht nur für Hollywood-Stars verfügbar sind. Bei diesen Medikamenten handelt es sich um GLP-1-Rezeptoragonisten *(Glucagon-like Peptide-1-Receptor-Agonists)*. Entwickelt und zugelassen wurden diese Medikamente zur Therapie des Typ-2-Diabetes oder Adipositas. Diese GLP-1-Rezeptoragonisten binden an den Rezeptor einer Zelle und bewirken so eine Wirkung auf das *Glucagon-like Peptide 1* (GLP-1) und bei manchen Medikamenten auch auf das GIP (glukoseabhängiges insulinotropes Polypeptid) – diese Medikamente werden auch als Inkretin-Mimetika bezeichnet. Sie reduzieren durch eine verzögerte Magenentleerung nicht nur das Hungergefühl und den Appetit, sondern verbessern auch den Insulinstoffwechsel. Die Folge: Die Patienten essen weniger und verlieren Gewicht, die Stoffwechsellage und Insulinresistenz wird verbessert. In Studien wurden diese Medikamente auch bei MASH, also der stoffwechselbedingten Fettleberentzündung, getestet und es ließ sich eine Verbesserung der Entzündung und der Fibrose zeigen. Aktuell sind diese Medikamente aber noch nicht für die Verschreibung alleine für diese Diagnose zugelassen.

Für Patienten, die jedoch deutlich übergewichtig beziehungsweise adipös sind und allein mit Ernährungsumstellung und Bewegung nicht ausreichend Kilos verlieren können, sind die Medikamente zukünftig durchaus eine interessante Option, denn effektive Gewichtsreduktion hat auch positive Auswirkungen auf das Thema Fettleber. Bei entspre-

chender Indikation (Adipositas, Diabetes) ist es möglich, diese Medikamente zu verordnen. Wenn du also deutlich übergewichtig bist und allein mit Ernährungsumstellung keine signifikante Gewichtsreduktion erreichst, solltest du dich von deinem Hausarzt oder Endokrinologen (Spezialist für Hormone) zu diesem Thema beraten lassen.

Gewichtsreduktion durch Operation

Für manche stark übergewichtige Patienten kann auch eine gewichtsreduzierende Operation – auch bariatrische Operation genannt – eine Möglichkeit sein, Gewicht zu reduzieren, Stoffwechselstörungen wie den Diabetes besser zu kontrollieren und auch die Leber zu entlasten. Bei diesen Operationen wird durch einen chirurgischen Eingriff das Volumen des Magens verkleinert beziehungsweise die Strecke für die Nahrungs- und Kalorienaufnahme im Verdauungstrakt verringert, sodass bereits kleine Nahrungsportionen zu einem Sättigungsgefühl führen. Die Folge: Insgesamt werden weniger Nährstoffe aufgenommen, die Patienten verlieren damit langfristig deutlich an Gewicht.

Für übergewichtige Patienten mit einer Fettleberentzündung (MASH) kann diese Therapie sehr positive Effekte auf die Leber haben. In Studien konnte gezeigt werden, dass bei diesen nach einer erfolgreichen Gewichtsreduktion durch die bariatrische Operation die Entzündung in der Leber zur Abheilung kam und auch die Bindegewebsvermehrung (Fibrose) gestoppt werden konnte. Damit sinkt langfristig auch das Risiko für eine Leberzirrhose und Leberkrebs.

Personen mit starkem Übergewicht sollten sich daher von ihrem behandelnden Arzt über solche Therapiemöglichkeiten und deren Vor- und Nachteile beraten lassen – auch vor dem Hintergrund der nun neuen medikamentösen Möglichkeiten der Abnehmspritzen und auch vorhandenen endoskopischen Verfahren, die im Rahmen einer Magenspiegelung durchgeführt werden (zum Beispiel Magenballon und endoskopischer Schlauchmagen).

Kapitel 4

FETTLEBER, WAS NUN?

10 Schritte aus der Fettleberfalle

Die Leber kann sich regenerieren – sie braucht dazu aber unsere Hilfe. Die Umstellung von Ernährungsweise und Lebensstil ist Voraussetzung für eine Erholung des Lebergewebes und gleichzeitig die wirksamste derzeit verfügbare Therapie für die Fettleber.

Fettdepots wieder loswerden

Die gute Nachricht zuerst: Die Leber kann sich erholen und regenerieren und eine Fettleber ist nicht in Stein, sondern nur in Fett gemeißelt. Die Fettleber ist damit ein umkehrbarer Zustand. Um als Stoffwechselorgan wieder voll einsatzfähig zu sein, muss die Leber jedoch ihre Fettdepots wieder loswerden. Durch unseren Lebensstil können wir selbst dazu beitragen, die Leber in ihrer Regeneration zu unterstützen und wieder mehr Vitalität und Energie zu gewinnen. Die Entfettung der Leber ist zudem wichtigste Voraussetzung, weitere Komplikationen wie Fettleberentzündung, Fibrose oder Leberzirrhose zu vermeiden und der Entstehung von Diabetes und Herz-Kreislauf-Erkrankungen entgegenzuwirken.

Die Basis für eine Entfettung und Erholung des Lebergewebes ist eine nachhaltige Umstellung unserer Ernährung und Lebensweise, die uns wieder die Vitalität und Power eines regenerierten Stoffwechsels schenkt.

Dabei geht es zum einen um die Quantität der Nahrung, also die Menge der aufgenommenen Kalorien – für eine Entfettung der Leber brauchen wir eine kalorienreduzierte Kost, um durch den Gewichtsverlust die Stoffwechselaktivität zu normalisieren. Zum anderen geht es für einen nachhaltigen Erfolg auch um die Qualität der Nahrung. Wichtig ist also nicht nur eine Reduktion der Kalorienzahl, sondern auch eine lebergesunde Zusammenstellung der Nährstoffe: Zu viel Kohlenhydrate und Industriezucker in Form von Softdrinks und Snacks können uns tierisch auf die Leber gehen. Im Rezeptteil (ab Seite 109) findest du schmackhafte Anregungen, um dich aus der Fettleberfalle zu kochen und natürliche Leberschutzstoffe auf den Teller zu bringen.

Klar ist auch, dass sportliche Aktivität die Fettleber ganz heftig ins Schwitzen bringen kann und dazu beiträgt, den Fettgehalt der Leber zu senken und die Stoffwechsellage zu verbessern. Regelmäßige körperliche Aktivität in Form von Ausdauer- und Krafttraining gehört daher ebenso zu einem lebergesunden Lebensstil wie der Verzicht auf Rauchen und übermäßigen Alkoholkonsum.

Die folgenden zehn Schritte basieren auf den neuesten wissenschaftlichen Erkenntnissen und können dir auf dem Weg aus der Fettleberfalle helfen.

Übersicht: 10 Schritte aus der Fettleberfalle

1. Ballast abwerfen

Damit die Leber ihre Fettdepots abbauen und der Stoffwechsel wieder regenerieren kann, braucht es eine nachhaltige Ernährungsumstellung und Gewichtsreduktion. Eine kalorienreduzierte Kost mit weniger Kohlenhydraten und ungesunden Fetten ist dabei für die Erholung der Leberspeicher und den Stoffwechsel von großer Bedeutung.

Erster Schritt aus der Fettleberfalle: Mit unserem 4-Wochen-Leberfit-Programm und den vielen leckeren Rezepten kannst du mit Genuss deine Leber unterstützen und beginnst, unnötigen Ballast abzubauen – und bringst dein Bauchfett zum Schmelzen. Dazu gibt es für zwei Wochen eine Reset-Phase mit 1200 Kilokalorien (kcal) pro Tag, gefolgt von einer zweiwöchigen Regenerationsphase mit 1500 kcal pro Tag (siehe ab Seite 104).

SCHON EIN PAAR PROZENT MACHEN DEN UNTERSCHIED

Bereits eine Gewichtsreduktion von 5 Prozent des Ausgangsgewichts reduziert deutlich Leberfett und senkt Blutfettwerte, Blutzucker sowie das Risiko für hohen Blutdruck und Diabetes.

Bei einer Fettleberentzündung und Fibrose kann eine Gewichtsreduktion von 7 bis 10 Prozent des Ausgangsgewichts zum Rückgang von Entzündung und Bindegewebsbildung führen und dadurch das Risiko für Langzeitkomplikationen wie Leberzirrhose deutlich senken.

2. Lebergesunde Vitalkost

Wichtig für die Regeneration der Leber und eine langfristig gesunde Ernährung ist die richtige Zusammenstellung der Nahrungsmittel, also die Qualität des Essens. Die Auswahl antientzündlicher Lebensmittel mit hohem Ballaststoffanteil, geringer Energiedichte und gesunden Fetten ist dabei essenziell. Denn Fettleber heißt nicht kompletter Verzicht auf Fett – aber Verzicht auf falsches Fett. Unsere Tabellen helfen dir bei der Auswahl der richtigen Lebensmittel für eine nachhaltig leber- und stoffwechselfreundliche Ernährung.

3. Finger weg von Industriezucker

Industriezucker wie Fruktosesirup oder Isoglukose schadet unserer Leber, indem er die Fettproduktion in der Leber erhöht und unsere Sättigungshormone blockiert. Finger weg von industriell hergestellten Süßungsmitteln, die in Softdrinks, Erfrischungsgetränken und Fertigprodukten enthalten sind. Vorsicht gilt auch bei großen Mengen Obst-Smoothies und puren Fruchtsäften, die wahre Fruktosebomben sein können. Für frisches Obst gilt Entwarnung – dies ist nach wie vor wichtiger Bestandteil einer vollwertigen Ernährung.

4. Mind your Microbiome

Unsere Darmbakterien haben in Sachen Leber über die Darm-Leber-Achse ein gewichtiges Wörtchen mitzureden – insbesondere dann, wenn es um das Risiko für Entzündung und Fibrose geht (siehe Seite 58). Daher: Mind your Microbiome. Deine Mitbewohner freuen sich über gute Pflege. Eine ballaststoffreiche Kost, resistente Stärke und probiotische Lebensmittel unterstützen die Artenvielfalt in unserem Darm und schützen die Darmbarriere.

5. Trinken – viel, aber richtig

Achte auf eine ausreichende Trinkmenge von mindestens zwei Liter pro Tag. Besonders geeignet sind Wasser, ungesüßter Tee oder Kaffee. Wichtig:

Auch regelmäßiger Kaffeekonsum (drei bis vier Tassen) kann sich positiv auf die Leber auswirken und scheint auch das Fibroserisiko zu senken.

6. Alkoholkonsum checken

Zum Thema Alkohol: am besten ganz pausieren – vor allem dann, wenn bereits eine Entzündung oder Fibrose vorliegt. Die empfohlenen Grenzwerte (10 Milligramm pro Tag für Frauen, 20 Milligramm pro Tag für Männer) sollten in jedem Fall nicht überschritten werden.

7. Die Leber ins Schwitzen bringen – körperliche Aktivität und Bewegung

Regelmäßige körperliche Aktivität kann den Fettgehalt der Leber nachweislich reduzieren und vor Komplikationen wie Entzündung und Fibrose schützen. Schon 150 Minuten körperliche Aktivität pro Woche in Form von moderatem Ausdauer- und/oder Krafttraining zeigen hier Wirkung. Deine Leber sollte also mehrmals pro Woche in den Schwitzkasten.

8. Rauchstopp = Fibrosestopp

Rauchende Fettleberpatienten entwickeln häufiger eine Fibrose als Nichtraucher. Auf dem Wunschzettel deiner Fettleber steht daher: Rauchstopp.

9. Check-up und Vorsorge

Eine Fettleber ist kein harmloser Zufallsbefund. Regelmäßige ärztliche Kontrollen und Beratung zu Therapieoptionen (auch zu Abnehmspritzen und OP-Optionen) sind wichtig. Das gilt insbesondere für zusätzliche Risikofaktoren wie Bluthochdruck, erhöhte Blutfettwerte oder Blutzuckerwerte.

10. Die Sache mit dem Schweinehund

Die Änderung von Lebensgewohnheiten ist nicht einfach – Unterstützung von außen ist nicht nur für die Motivation, sondern auch für den langfristigen Erfolg wichtig.

1. Ballast abwerfen

Damit die Leber ihr Fett wegkriegt, muss unser Organismus zunächst einmal Ballast abwerfen: Gewichtsreduktion und eine Umstellung der Ernährungsweise sind die derzeit effektivsten verfügbaren Methoden, um die Fettspeicher der Leber zu leeren. Als schöner Nebeneffekt der Gewichtsreduktion verbessert sich auch die Insulinempfindlichkeit von Muskel- und Leberzellen, die uns vor der Entwicklung von Diabetes schützt. Für die meisten Fettleberpatienten empfehlen die Fachgesellschaften keine Radikalkur, sondern einen langfristigen und kontinuierlichen Gewichtsverlust von 0,5 bis 1,0 Kilogramm Körpergewicht pro Woche – erreichbar durch vermehrte körperliche Aktivität, eine reduzierte Aufnahme von Kalorien und eine lebergesunde Vitalkost. Um dich auf deinem ersten großen Schritt aus der Fettleberfalle zu unterstützen, haben wir dir abwechslungsreiche Rezeptideen für vier Wochen zusammengestellt (siehe ab Seite 109), mit denen du die Fettspeicher der Leber leeren und deinen Stoffwechsel revitalisieren kannst. Zudem findest du wertvolle Informationen über lebergesunde Nahrungsmittel und Anregungen für eine nachhaltige Umstellung deiner Ernährungsgewohnheiten, um deine Leber langfristig zu entfetten und zu schützen.

Die wichtigsten Grundregeln

Weniger Kalorien sind mehr: Um messbare Erfolge bei Bauchumfang und Leber zu erzielen, muss in der Anfangsphase die tägliche Kalorienzufuhr reduziert werden. Die Rezepte unseres 4-Wochen-Programms sind daher für die ersten 14 Tage (Reset-Phase) so berechnet, dass du durch Frühstück, Mittagessen und Abendessen eine Kalorienaufnahme von maximal 1200 Kilokalorien pro Tag erreichst. Damit bekommen die übervollen Speicher der Leber eine Auszeit. Dann folgt eine Regenerationsphase von 14 Tagen mit 1500 Kilokalorien pro Tag.

Möchtest du weiterhin Gewicht reduzieren, so solltest du das Programm über einen längeren Zeitraum fortführen und kalorienreduziert essen. Je nach Ausgangsgewicht und dem täglichen Kalorienverbrauch (zum Beispiel durch körperliche Arbeit) kann die Gesamtkalorienzahl

pro Tag individuell angepasst werden. Als Faustregel gilt, dass die Gesamtkalorienzahl pro Tag circa 500 Kilokalorien unter deinem normalen Grundumsatz liegen sollte. Die Formel zur Berechnung des Grundumsatzes findest du hier:

FORMEL FÜR DEN GRUNDUMSATZ

Eine einfache Abschätzung des Grundumsatzes von Männern und Frauen ergibt sich durch folgende Formel:

Für Männer gilt:
Körpergewicht in kg × 24 = Grundumsatz

Für Frauen gilt:
Körpergewicht in kg × 24 × 0,9 = Grundumsatz

Beispiele:

Martin wiegt 80 kg. Sein Energiebedarf im Ruhezustand ist also:
80 kg × 24 = 1920 kcal

Sandra wiegt 60 kg. Ihr Grundumsatz beträgt:
60 kg × 24 x 0,9 = 1296 kcal

INTERVALLFASTEN

Manchen Patienten fällt die Gewichtsabnahme leichter, wenn sie nur zu bestimmten Zeiten essen und längere Pausen zwischen den Mahlzeiten machen. Diese auch als Intervallfasten bezeichnete Methode kann zum Beispiel bedeuten, dass man nur während acht Stunden am Tag in Form von zwei Mahlzeiten Essen zu sich nimmt und dann eine Pause von 16 Stunden einlegt (16:8-Methode). Andere praktizieren die sogenannte 5:2-Methode, bei der an fünf Tagen die Woche normal gegessen wird und an zwei Tagen dann nur 500 Kilokalorien eingenommen werden. Diese Methoden zeigen in Studien einen positiven Effekt auf die Fettleber, der vorrangig durch die insgesamt reduzierte Kalorienanzahl bewirkt wird.

Möglichst wenig Kalorien?

Studien berichten von beachtlichen Erfolgen durch sehr niedrigkalorische Diäten (weniger als 1000 Kilokalorien pro Tag), die oft auf Formula-Basis durchgeführt werden und innerhalb von zwei Wochen zu einer deutlichen Gewichtsabnahme und Verbesserung der Insulinresistenz und Fettleber führen. Solche eingreifenden Fastenprogramme sollten jedoch nur unter ärztlicher Aufsicht durchgeführt werden und sind nicht für jeden Patienten geeignet. Zudem braucht es nach der Fastenphase ein langfristiges Konzept zur Ernährungsumstellung, da sich die Fettdepots sonst sehr schnell wieder auffüllen.

2. Lebergesunde Vitalkost

Nicht nur die absolute Kalorienzahl ist für die Erholung der Leber entscheidend, sondern auch die Zusammensetzung der Nährstoffe. Von

den Fachgesellschaften wird daher als Basis für eine lebergesunde Ernährung die **mediterrane Ernährung** mit viel Gemüse, Obst, Olivenöl, Nüssen, Vollkornprodukten und Fisch empfohlen. Zudem hat diese Ernährungsform auch einen sehr positiven Einfluss auf das Risiko für Diabetes und Herz-Kreislauf-Erkrankungen.

Zahlreiche Studien der letzten Jahre legen zudem nahe, dass eine kohlenhydratreduzierte Kost zu einer effektiven Abnahme der Fettansammlungen in der Leber führen kann. Um unsere Leber zu regenerieren, enthält unser Leberfit-Programm daher deutlich weniger Kohlenhydrate und bevorzugt gleichzeitig gesunde Ballaststoffe und Vollwertprodukte anstelle von raffiniertem Zucker und stark fruktosehaltigen Nahrungsmitteln (siehe Info-Kasten auf Seite 86). Es enthält zudem einen höheren Anteil an Eiweißen als hochwertige Energieträger und achtet auf die Verwendung von lebergesunden ungesättigten Omega-3-Fettsäuren anstelle von ungesunden gesättigten Fettsäuren in zu hohen Mengen.

Wichtig für den Leberstoffwechsel und die Normalisierung der Insulinausschüttung ist auch die zeitliche Verteilung der Makronährstoffe über den Tag: Bei gleicher Gesamtkalorienzahl ist die Leber am meisten durch die Aufnahme zucker- und fetthaltiger Snacks und Getränke zwischen den Mahlzeiten gefährdet und nicht durch die drei großen Hauptmahlzeiten am Tag. Ernährungsphysiologisch macht dies durchaus Sinn – die Leber braucht Verschnaufpausen ohne ständige Insulinausschüttung, um die aufgenommenen Nährstoffe verarbeiten und die Speicher entleeren zu können. Daher findest du in unserem Rezeptteil auch keine Zwischenmahlzeiten, sondern nur drei große Mahlzeiten und den Hinweis, das Abendessen möglichst nicht nach 18 Uhr einzunehmen – gönne deiner Leber eine möglichst lange Fastenpause bis zum Frühstück am nächsten Morgen. Alternativ kannst du auch über Intervallfasten nachdenken (siehe Kasten auf Seite 83).

Die lebergesunde Vitalkost integriert auch natürliche Leberschutzstoffe in unsere tägliche Ernährung. Obst und Gemüse enthalten viele gesunde Polyphenole, die antientzündliche Wirkungen haben und daher fester Bestandteil der lebergesunden Vitalkost sind. Weitere wichtige Lieferanten von Leberschutzstoffen sind natürliche Vitamin-E-Quellen wie Olivenöl, Rapsöl, Nüsse oder Fischsorten wie Hering, Makrele

oder Lachs. Aber auch Johannisbeeren, Avocado, Paprika oder grünes Blattgemüse enthalten viel Vitamin E und können den Speiseplan bereichern.

Zu den wichtigen Leberschutzstoffen gehören auch die Bitterstoffe. Diese entlasten die Leber, indem sie die Gallenproduktion steigern und hohe Blutfettwerte senken können. Besonders reich an diesen bitteren, aber wirksamen Stoffen sind Salate und Gemüse wie Chicorée, Radicchio, Endivien, Löwenzahn, Rucola, Artischocken oder Rosenkohl. Die Rezeptideen sollen anregen, natürliche Leberschutzstoffe auf den Teller zu bringen, um damit die Leber in ihrem Regenerationsprozess zu unterstützen.

Fast Food und Lebergesundheit

Als Motivation für die Umstellung unserer Ernährungsgewohnheiten und unseres Lebensstils hilft vielleicht ein sehr eindrückliches Ergebnis einer schwedischen Forschergruppe aus dem Jahr 2008. Stergios Kechagias und sein Team von der Linköping-Universität konnten damals zeigen, wie zu viel Fast Food und zu wenig Bewegung die Leber schon innerhalb von vier Wochen in die Knie zwingen können.

In ihrer Studie untersuchten sie 18 gesunde junge Menschen, die einen Monat lang mindestens zwei Mahlzeiten pro Tag in einem Schnellrestaurant zu sich zu nahmen und ihre Bewegung auf weniger als 5000 Schritte pro Tag reduzierten. Eine Vergleichsgruppe mit gleichen Körpermaßen, Alter und Gesundheitszustand führte während der Beobachtungszeit ihr Leben und ihre Ernährungsgewohnheiten normal weiter.

Von den 18 gesunden Menschen der Fast-Food-Gruppe wiesen elf bereits nach Ablauf von vier Wochen stark erhöhte Leberwerte auf: Das Leberenzym GPT war mehr als vierfach erhöht und zeigte damit einen so starken Leberschaden an, der sonst nur bei Personen mit regelmäßigem hohem Alkoholkonsum beobachtet wird. Ursache für diese extremen Anstiege war die Gewichtszunahme und besonders die gesteigerte Aufnahme von Zucker und Kohlenhydraten. In den vier Wochen Beobachtungsdauer entwickelte ein Studienteilnehmer eine Fettleber, die anderen zeigten bereits deutlich erhöhte Anteile von Fett in den Leberzellen.

Fazit: Für unsere Leber sind Fast Food und Bewegungsmangel ebenso gefährlich wie starker Alkoholgenuss – mach dich also auf den Weg raus aus der Fettleberfalle!

Einige Beispiele für den Kohlenhydratanteil verschiedener Nahrungsmittel:

Kohlenhydrate (g/100 g)	Zuckergehalt
Cornflakes	79,1 g
Weizenmehl (Type 405)	49 g
Roggenvollkornbrot	39 g
Müsli mit Trockenobst und Nüssen	60,4 g
Puffmais (Popcorn)	67,2 g
Linsen	40,6 g
Pommes frites	33 g
Teigwaren (ohne Ei), gegart	30,4 g
Reis, geschält und gegart	20,5 g
Kartoffeln, gekocht	15 g
Beispiele zuckerhaltiger Produkte	**Zuckergehalt**
Zucker	99,9 g
Kakaopulvergetränk, löslich	77,4 g
Konfitüre/Marmelade	70,8 g
Nuss-Nougat-Creme, süß	54 g
Schokolade	54,1 g

Nahrungsmittel	Das mag die Leber gerne	Das mag die Leber nicht so gerne
Gemüse	Salate mit hohem Anteil an Bitterstoffen (Chicorée, Radicchio, Endivien, Artischocken oder Löwenzahn), Rosenkohl, Zucchini, Radieschen, Paprika, Karotten, Gurken, Bohnen und Linsen	Mais, Süßkartoffel
Obst	Aprikosen, Brombeeren, Clementinen, Erdbeeren, Kiwi, Grapefruit, Heidelbeeren, Himbeeren, Johannisbeeren, Mangos, Nektarinen, Papaya, Orangen, Pflaumen, Pfirsiche, Stachelbeeren, Wassermelonen	Obst-Smoothies, Weintrauben, Kirschen, Ananas, Äpfel, Birnen, Datteln, Feigen, Trockenobst, gezuckerte Obstkonserven
Fette und Öle	Olivenöl, Rapsöl, Leinöl, Walnussöl, Weizenkeimöl	Palmfett, Schmalz, Distelöl, Sonnenblumenöl
Nüsse und Samen	Chiasamen, Leinsamen, Walnüsse, Haselnüsse, Cashewkerne	Erdnüsse, gesalzene oder gesüßte Fertigmischungen
Getränke	Wasser, Tee und Kaffee ohne Zucker	Softdrinks, pure Fruchtsäfte, Alkohol
Getreideprodukte, Brot- und Backwaren	Vollkornprodukte, Dinkel, Hafer, Gerste, Roggen, Müsli ohne Zucker, Vollkornnudeln, Vollkornreis, Pellkartoffeln/Salzkartoffeln	Weißmehlprodukte, Hefegebäck, Blätterteig, Croissants, Pommes, Kroketten, Kartoffelbrei, Pfannkuchen, Kartoffelpuffer, Fast Food, süße Backwaren, Salzgebäck, Chips
Milchprodukte	Milch und Naturjoghurt (3,5 % Fett), Speisequark (bis 20 % Fett), magere Käse- und Frischkäsesorten	Sahne, Crème fraîche, Doppelrahmfrischkäse, Käse mit hohem Fettgehalt (> 45 % i. Tr.), Pudding, gesüßte Quark- und Joghurtprodukte, Kakaozubereitungen
Fleisch und Wurstwaren	2- bis 3-mal wöchentlich: mageres Hühner- und Putenfleisch, Aspik, Corned Beef, Rinderfilet	Speck, Mettwurst, Blut- und Leberwurst, fette Wurstsorten wie Mortadella, Salami und Fleischwurst, Leberkäse
Fisch	Mindestens 2-mal wöchentlich: Fischsorten mit hohem Anteil an gesunden Omega3-Fettsäuren: Makrele, Lachs, Hering, Thunfisch; darüber hinaus eignen sich auch Fischsorten mit geringem Fettanteil: Seelachs, Kabeljau, Scholle oder Hecht	Fischprodukte und Meeresfrüchte in Mayonnaise oder Sahnesauce, panierte Produkte, Ölsardinen

Fett für die Fettleber

Die gute Nachricht zuerst: Die Diagnose Fettleber bedeutet nicht, dass nun fette Nahrungsmittel komplett vom Speiseplan gestrichen werden müssen. Denn erstens sind Fette für den Menschen überlebenswichtige Makronährstoffe, die wir als Energiequelle und Bausteine für unsere Zellwände brauchen. Ohne Fette würden wir beispielsweise auch die Vitamine A, D, E und K in unserem Körper gar nicht verwerten können. Und zweitens ist Fett nicht gleich Fett: Während sich gesättigte Fettsäuren (also in Form von fetten Fleisch- und Wurstwaren, Butter und Sahne) sowie Transfette (enthalten vor allem in Fertigprodukten, Süßwaren und Chips) bei zu hohem Konsum vorwiegend gesundheitsschädigend auswirken, haben andere Fette wie die mehrfach ungesättigten Omega-3-Fettsäuren einen positiven Einfluss auf unsere Gesundheit und auch die Leber.

Die biologisch aktivsten Omega-3-Fettsäuren sind die EPA (Eicosapentaensäure) und DHA (Docosahexaensäure), die insbesondere bei Herz-Kreislauf-Erkrankungen eine gesundheitsfördernde Wirkung haben und sich auch positiv auf die Blutfettwerte auswirken, da sie das gefährliche LDL-Cholesterin senken. Zudem haben sie eine entzündungshemmende Wirkung, die in Studien auch vielversprechende Effekte bei Fettlebererkrankungen durch die Verringerung entzündlicher Komplikationen (MASH) und narbiger Umbauprozesse gezeigt hat.

Omega-3-Fettsäuren finden sich in fettreichen Kaltwasserfischen sowie in hochwertigen Pflanzenölen wie Raps-, Lein- und Walnussöl. Fischsorten wie Lachs, Makrele, Hering oder Thunfisch sollten mindestens zweimal wöchentlich zu einem festen Bestandteil des Speiseplanes werden. Leinöl, Rapsöl oder Walnussöl – auch sie sind schmackhafte Lieferanten für Omega-3-Fettsäuren und lebergesund. In unserem Rezeptteil sind hierzu geschmackvolle Ideen.

Finger weg aber von fetten Fleisch- und Wurstwaren, frittierten Kartoffelprodukten wie Chips und Pommes, Fertigpizzen oder auch Fertigbackwaren – diese enthalten meist industriell gehärtete Pflanzenfette (Transfette), die alles andere als gesund sind und nicht zum Wohl deiner Leber beitragen.

3. Finger weg von Industriezucker

Hohe Mengen Industriezucker schaden unserer Leber nachhaltig, indem sie den Fettaufbau fördern und unser natürliches Sättigungsgefühl aus dem Gleichgewicht bringt. Gerade wenn wir Gewicht reduzieren wollen, sind wir darauf angewiesen, uns nach einer Mahlzeit satt zu fühlen und nicht mit Heißhungerattacken vor dem Kühlschrank auf und ab zu laufen.

Um unsere Leber zu entfetten und unserem gesamten Stoffwechsel etwas Gutes zu tun, sollten wir daher einen übermäßigen Konsum von Fruktose meiden. Das bedeutet jetzt nicht, auf Obst komplett zu verzichten – Obst und Gemüse sind nach wie vor wichtiger Bestandteil einer ausgewogenen und gesunden Ernährung. Gemeint ist vor allem der Verzicht auf den industriell hergestellten Fruktosesirup, der sich in Softdrinks, Erfrischungs- und Sportgetränken, Isodrinks und Fertigprodukten wie beispielsweise Eis, Kuchen, süßen Riegeln oder Müsli befindet.

Achte daher beim Einkauf auf Namen wie Glukose-Fruktose-Sirup, Fruktose-Glukose-Sirup, Isoglukose, Maissirup, High-Fructose Corn Syrup. Besonders tückisch ist, dass diese Süßungsmittel mittlerweile auch in Lebensmitteln enthalten sind, die gar nichts mit Früchten zu tun haben: Vorsicht also auch bei Brotaufstrichen, Saucen, Ketchup, Fleischgerichten oder Vanillejoghurt.

Aber auch natürliche Fruchtzuckerbomben sollten nicht täglich auf dem Speiseplan stehen. Besondere Vorsicht gilt hierbei bei puren Obstsäften und Smoothies: Die Fruktosebelastung für den Körper kann hier schnell sehr hohe Werte erreichen. Der tägliche Früchte-Smoothie ist bei Patienten mit einer Fettleber daher alles andere als gesund. Frisches Obst in ganzer Form mit all seinen Ballast- und Pflanzenstoffen dagegen darf ruhig weiterhin verzehrt werden.

Fruktosearme und daher leberfreundliche Obstsorten sind beispielsweise Beeren (Brombeeren, Erdbeeren, Heidelbeeren, Himbeeren, Johannisbeeren oder Stachelbeeren) oder Aprikosen, Grapefruit, Melonen, Mandarinen, Papaya oder Pfirsiche. Obstsorten wie Birnen oder Weintrauben hingegen sowie Trockenobst oder auch »natürliche« Süßungsmittel wie Honig oder Agavendicksaft enthalten sehr viel Fruktose und sollten daher nur selten verzehrt werden.

Beispiele für den Fruktosegehalt verschiedener Obstsorten

Nahrungsmittel	Fruktose (g/100g)
Honig	38,8
Dattel, getrocknet	24,9
Feige, getrocknet	23,5
Traubensaft	8,3
Granatapfel	7,9
Pflaume, getrocknet	7,4
Traube	7,4
Apfelsaft	6,4
Apfel	5,74
Kiwi	4,6
Banane	3,6
Heidelbeere	3,35
Brombeere	3,11
Mango	2,6
Erdbeere	2,3
Himbeere	2,05
Artischocke	1,73
Tomatensaft	1,51
Honigmelone	1,3
Aprikose	0,87
Papaya	0,3
Avocado	0,2

4. Mind your Microbiome

Fest steht schon heute: Eine gesunde und artenreiche Darmflora ist für unseren Stoffwechsel eine wichtige Basis, auf die wir gut aufpassen sollten. Konkret können wir schon heute durch eine vollwertige und ballaststoffreiche Ernährung für gute Lebensbedingungen für unser Mikrobiom

in unserem Darm sorgen. In unseren Rezepten findest du dazu leckere Anregungen. Durch den Verzicht auf Fast Food, industriell gefertigte Nahrungsmittel mit viel Zusatzstoffen und die Vermeidung unnötiger Antibiotikagaben können wir nachhaltig dazu beitragen, dieses Ökosystem nicht aus dem Gleichgewicht zu bringen.

5. Trinken – viel, aber richtig

Um die Leber in ihrer Funktion als Entgiftungszentrale und Klärwerk des Körpers zu unterstützen, ist eine ausreichende Trinkmenge von mindestens zwei Litern pro Tag wichtig. Am besten eignen sich Wasser sowie ungesüßter Tee. Vermeide jedoch Softdrinks, Limonaden und zuckerhaltige Erfrischungsgetränke – ihr Gehalt an Glukose und Fruktose macht deinem Stoffwechsel und deiner Leber zu schaffen und erhöht das Fettleberrisiko. Vorsicht auch bei puren Fruchtsäften: Traubensaft (Fruktosegehalt: 8,3 Gramm pro 100 Milliliter) und Apfelsaft (Fruktosegehalt: 6,4 Gramm pro 100 Milliliter) beispielsweise enthalten sehr viel Fruktose und sind daher nicht unbedingt gesund für die Leber. Wenn also Saft, dann bitte als Saftschorle mit zwei Dritteln Wasser und einem Drittel Fruchtsaft.

Gute Nachrichten für alle Koffein-Junkies: Kaffeegenuss und Leberschutz müssen sich nicht ausschließen – im Gegenteil. Kaffee enthält zahlreiche Wirkstoffe, die unsere Leber vor schädlichen Reaktionen schützen und die Vitalität der Leberzellen erhalten können. In letzter Zeit mehren sich Beobachtungen aus Studien, die einen günstigen Einfluss von drei bis vier Tassen Kaffee auf eine Fettleber und Fettleberentzündung (MASH) nachweisen. Insbesondere bei Fettleberpatienten mit entzündlichen Veränderungen scheint Kaffeekonsum das Risiko für ein Fortschreiten der narbigen Veränderungen (Fibrose) zu senken.

Auch als Schutz vor Leberkrebs scheint der schwarze Muntermacher durchschlagende Wirkung zu haben: In einigen Langzeitstudien zeigte sich, dass Menschen, die täglich mehr als vier Tassen Kaffee trinken, ein vermindertes Risiko haben, an Leberkrebs zu erkranken. Die Wissenschaftler gehen davon aus, dass Kaffee die Leber vor Entzündungen und

Zellschäden schützt und durch die Blockade freier Radikale der Krebsentstehung entgegenwirkt.

Der positive und leberschützende Effekt des Kaffees zeigt sich vor allem in Studien mit klassischem Filterkaffee und weniger für den Espresso oder Cappuccino. Allerdings scheint der leberschützende Effekt nicht an den Inhaltsstoff Koffein gebunden zu sein, da auch in Studien mit entkoffeiniertem Kaffee die positiven Effekte des Heißgetränks nachgewiesen wurden.

Wichtig: Die positiven Effekte sind nicht auf koffeinhaltige Energydrinks übertragbar – diese gelten vielmehr als gesundheitlich bedenklich und zeigen keine leberschützende Wirkung.

6. Alkoholkonsum checken

Alkohol ist nach wie vor Lebergift Nummer eins und kann deine Leberzellen stressen und schädigen. Für Patienten mit einer alkoholischen Fettleber ist daher kompletter Verzicht auf Alkohol angesagt, um weitere Schäden zu vermeiden. Für Patienten mit einer nicht-alkoholischen Fettlebererkrankung (MASLD) gilt: Weniger ist mehr und gar nichts wohl am besten.

Wie viel Alkohol die Leber ohne weitere Komplikationen toleriert, ist nicht exakt bekannt. Einerseits gibt es Hinweise, dass ein geringer regelmäßiger Alkoholkonsum die Insulinsensitivität und Stoffwechsellage sogar verbessert und das Risiko für Herz-Kreislauf-Erkrankungen senkt: Studien konnten zeigen, dass moderater Alkoholkonsum (10 Gramm Alkohol pro Tag für Frauen und 20 Gramm Alkohol pro Tag für Männer) mit einem geringeren Risiko für Diabetes und Erkrankungen der Herzkranzgefäße verbunden ist als ein vollständiger Verzicht auf Alkohol. Andererseits jedoch kann übermäßiger Alkoholkonsum eine bereits durch Fetteinlagerungen gestresste Leber zusätzlich belasten und schädigen – dies gilt insbesondere bei einer entzündeten Fettleber.

Nicht vergessen werden darf, dass Alkohol auch eine Kalorienbombe ist. 1 Gramm reiner Alkohol enthält 7 Kilokalorien – das sind fast doppelt so viele Kalorien, wie in 1 Gramm Zucker stecken (4 Kilokalorien).

Ein Pils zwischen Leber und Milz bringt damit etwa 126 Kilokalorien in den Körper – und um diese Energie zu verbrauchen, musst du etwa eine halbe Stunde Rasen mähen.

Patienten mit einer MASLD sollten Alkohol daher gar nicht oder nur mit Vorsicht genießen beziehungsweise sooft es geht darauf verzichten. Als Grenzwert für einen nicht gesundheitsschädlichen Alkoholkonsum gilt derzeit eine tägliche Menge von 10 Gramm für Frauen (das entspricht etwa 0,1 Liter Wein oder 0,25 Liter Bier); für Männer gilt der doppelte Grenzwert von 20 Gramm pro Tag. Zudem werden mindestens zwei alkoholfreie Tage in der Woche empfohlen. Sind Komplikationen wie eine MASH/Fibrose vorhanden, gilt strikter Alkoholverzicht.

7. Die Leber ins Schwitzen bringen – körperliche Aktivität und Bewegung

Unsere Leber ist zwar kein Muskel, muss aber trotzdem täglich bewegt werden. Um die Fettdepots in der Leber durch die Aktivierung von Stoffwechselprozessen nachhaltig abzubauen, führt kein Weg an körperlicher Aktivität vorbei.

Der Zusammenhang zwischen Fettleber und fehlender körperlicher Bewegung ist eindeutig: Studien haben gezeigt, dass Patienten mit MASLD im Vergleich zu Personen mit einer gesunden Leber deutlich weniger Zeit (circa die Hälfte) mit Ausdauer- und/oder Kraftsporttraining verbringen. Die Fettleber scheint also eine Erkrankung zu sein, die man sich vor allem auf dem Sofa, vor dem Computer oder dem Fernseher einfängt.

Interessant ist dabei, dass fehlende körperliche Aktivität auch bei normalgewichtigen Menschen einen Risikofaktor für eine Fettleber darstellt: Eine aktuelle Studie an 140 000 Koreanern konnte zeigen, das tägliches langes Sitzen und fehlende Bewegung zu einem erhöhten Risiko für Fettlebererkrankungen führt – auch bei Personen ohne Übergewicht. Der typische Büroalltag mit sitzenden Phasen von mehr als fünf Stunden täglich scheint auch für normalgewichtige Personen ein Risikofaktor zu sein. Normales Körpergewicht schützt also nicht vor den Risiken

eines sitzenden Lebensstils – und nicht vor der Verfettung der Leber. Für unsere Leber ist und bleibt der fehlende Verbrauch der mit der Nahrung aufgenommenen Energie und der Umbau der überschüssigen Nahrung zu Leberfett ein Hauptrisikofaktor.

Die internationalen Empfehlungen zu körperlichen Aktivitäten bei MASLD-Patienten lauten: 150 Minuten körperliche Aktivität pro Woche, also etwa fünfmal pro Woche eine halbe Stunde moderates Ausdauer- und/oder Krafttraining. Ausdauertraining wie Joggen, Schwimmen oder Fahrradfahren ist wichtig, um das gespeicherte Glykogen zu verheizen und eingelagertes Fett abzubauen.

Die sportliche Aktivität schafft Platz in den Glykogenspeichern der Zellen – und bei der nächsten Brotzeit können die Kohlenhydrate in der Leber wieder gespeichert werden und müssen nicht zu Fett umgebaut werden. Bei Studien an MASLD-Patienten konnte durch ein solches Ausdauertraining von 150 Minuten in der Woche das Risiko für eine Fettleberhepatitis (MASH) um bis zu 47 Prozent gesenkt werden.

Nicht vergessen werden darf aber auch das Krafttraining zum Muskelaufbau. Unsere Muskeln sind wichtige Glykogenspeicher – eine ausreichende Muskelmasse ist daher Voraussetzung, um genügend Glukose aus der Blutbahn in die Zellen aufnehmen zu können. Unsere Muskeln müssen zudem täglich bewegt werden, um die in ihnen enthaltenen Zuckervorräte auch wieder verbrauchen zu können.

Liegt der Muskel faul vor dem Fernseher, braucht er abgesehen von der Fingermuskulatur für die Fernbedienung so gut wie keine Energie und die Glykogenspeicher werden nicht entleert. Die Folge: Die Glukose gelangt nicht in den Muskelspeicher und bleibt im Blut und der Teufelskreis der Insulinresistenz setzt sich weiter fort. Daher sind sowohl Ausdauertraining zum Leeren der Vorratsspeicher als auch Krafttraining zum Muskelaufbau wichtige Schritte auf dem Weg aus der Fettleberfalle.

Die motivierende Nachricht für alle Diätmuffel, die keine Umstellung ihrer Ernährung durchführen oder Gewicht verlieren wollen: Es gibt durchaus Studien, die alleine durch sportliche Aktivität einen positiven Effekt auf den Fettgehalt der Leber zeigen konnten. Patienten mit regelmäßiger intensiver körperlicher Betätigung konnten dabei auch ohne Diät eine Reduktion des Fettgehaltes von bis zu 20 Prozent erreichen.

Fazit: Suche dir eine Sportart wie Schwimmen, Joggen, Walking, Radfahren oder eine Ballsportart, bei der du pro Woche 150 Minuten körperlich aktiv bist und dabei deutlich ins Schwitzen gerätst. Denke zudem an deinen Muskelaufbau, um der Insulinresistenz entgegenzuwirken. Dabei muss nicht Arnold Schwarzenegger dein optisches Vorbild sein – Ziel ist es, durch gezielte Übungen und Krafttraining mehr Muskelmasse aufzubauen, um deine Leber zu entlasten. Zur Auswahl stehen vielfältige Möglichkeiten wie Gerätetraining im Fitnessstudio, Theraband, Liegestütze oder Hanteltraining, gezielte Gymnastik oder Functional Training im Sportverein oder Cross-Training.

Am allerwichtigsten jedoch ist es, insgesamt mehr Bewegung in den Alltag zu bringen. Gehen ist dabei eine einfache, kostengünstige und effektive Methode – und nicht umsonst seit mehr als 100 Jahren auch eine Disziplin der Olympischen Spiele. 7000 Schritte pro Tag gelten als wirksame Prophylaxe für Herz-Kreislauf-Erkrankungen, Übergewicht, Diabetes und Fettlebererkrankungen. Die schlechte Nachricht: Die Schrittzahl von 7000 erreicht in unserem durchschnittlichen deutschen Berufsalltag nur der Postbote – der normale Büromensch dagegen schafft gerade einmal 1500 Schritte pro Tag.

8. Rauchstopp = Fibrosestopp

Wenn du deiner Fettleber etwas Gutes tun willst, dann höre mit dem Rauchen auf – denn im Zigarettenrauch lassen sich keine Fettdepots schmelzen. Rauchen schadet nicht nur der Gesundheit allgemein, sondern kann bei Fettlebererkrankungen den bindegewebigen Umbau der Leber (Fibrose) fördern und so das Risiko für eine Leberzirrhose und Leberkrebs erhöhen. Eine Studie an über 1000 Fettleberpatienten (Nicht-Diabetiker) mit einem langjährigen hohen Nikotinkonsum konnte eindrucksvoll zeigen, dass rauchende Fettleberpatienten deutlich häufiger eine Fibrose entwickeln als Nichtraucher. Daher gilt: Rauchstopp = Fibrosestopp.

9. Check-up und Vorsorge

Durch die Fetteinlagerungen ist die Leber vorgeschädigt und damit auch empfindlicher gegenüber weiteren Angriffen von außen: Medikamente, Giftstoffe oder auch Infektionen können die Fettleber zusätzlich schädigen. Entsprechend der Empfehlungen der Ständigen Impfkommission (STIKO) ist für Patienten mit einer bekannten Fettlebererkrankung daher insbesondere die Schutzimpfung gegen Hepatitis B wichtig, um weitere Belastungen und Schädigungen der Leber zu reduzieren.

Besondere Vorsicht gilt bei einer vorgeschädigten Leber bei der Einnahme von Medikamenten: Viele pharmakologische Wirkstoffe können leberschädigende Wirkungen haben oder bei einer reduzierten Leberfunktion nur langsam abgebaut werden und zu verstärkten Nebenwirkungen führen. Zu den häufigsten leberschädlichen Medikamenten gehören beispielsweise Schmerzmittel und Antibiotika. Vor der Einnahme sollten sich Patienten mit Fettlebererkrankungen daher von ihrem Arzt oder Apotheker beraten lassen, ob die verordneten oder frei verkäuflichen Medikamente die Leber zusätzlich belasten können.

Auch wenn bei der Mehrheit der Betroffenen keine weiteren Komplikationen entstehen werden – eine Fettlebererkrankung ist kein harmloser Zufallsbefund. Nur wenige Erkrankungen in unserem Körper lassen sich durch Umstellung von Ernährung und Lebensstil so gut rückgängig machen wie die Fettleber. Regelmäßige Arztbesuche und Verlaufskontrollen sind für alle Fettleberpatienten wichtig, um Komplikationen rechtzeitig zu erkennen. Insbesondere Patienten, bei denen bereits eine Fettleberentzündung oder beginnende Fibrose festgestellt wurde, brauchen eine regelmäßige Kontrolle mit Laboruntersuchungen, Ultraschall- und Elastizitätsmessungen sowie je nach Befund auch weitere diagnostische Maßnahmen und eine medikamentöse Therapie.

Fettleberpatienten haben zudem ein höheres Risiko für die Ausbildung von Diabetes und einer vorzeitigen Gefäßverkalkung (Arteriosklerose) und damit auch für Herz-Kreislauf-Erkrankungen. Zusätzliche Risikofaktoren wie Bluthochdruck, erhöhte Blutfettwerte oder erhöhte

Blutzuckerwerte bedürfen daher einer ärztlichen Kontrolle und Therapie. Spreche mit deinem Arzt über dein persönliches Risikoprofil und die Notwendigkeit für weitere Untersuchungen und regelmäßige Kontrollen sowie Therapien.

10. Die Sache mit dem Schweinehund

Wir alle kennen unseren inneren Schweinehund und haben vermutlich schon mehrmals im Leben gemerkt, wie schwer es ist, sein eigenes Verhalten zu ändern – auch wenn wir ganz genau wissen, dass es eigentlich gut für unsere Gesundheit wäre. Genauso ist es bei der Fettleber: Wir verstehen, dass Gewichtsabnahme und regelmäßige Bewegung wichtig sind – und doch ist es gar nicht so leicht, dieses Wissen umzusetzen und vor allem langfristig dabeizubleiben. In den wissenschaftlichen Studien zum Thema MASLD und Schweinehund sehen wir recht deutlich, dass Programme mit Ernährungstipps und Bewegungsanleitung zwar helfen, aber noch deutlich besser wirken, wenn wir verhaltensverändernde Maßnahmen und digitale Unterstützung in Form von Apps oder Wearables einsetzen, die unsere Motivation unterstützen.

SO ÜBERLISTEST DU DEINEN INNEREN SCHWEINEHUND

- Realistische Ziele setzen: Um das Ziel Gewichtsreduktion zu erreichen, ist vor allem die langfristige Perspektive wichtig, nicht der schnelle Erfolg in zwei Wochen. Besprich mit deiner Ärztin, wie viel Gewicht du in welchem Zeitraum abnehmen solltest und welche Methode/ergänzende Therapie für dich ideal ist. Stark übergewichtige Patienten sollten sich daher auch zu medikamentösen und operativen Methoden zur Gewichtsreduktion beraten lassen.

- Verbündete suchen: Egal ob Freunde, Familie oder andere Betroffene – gemeinsam macht Bewegung und Sport mehr Spaß und gemeinsames Kochen und Essen sind deutlich gesünder als die Mahlzeit allein vor dem Fernseher.

- Digitale Unterstützung: Mittlerweile gibt es eine ganze Reihe technischer Neuerungen, die auch dem Schweinehund zusetzen können. Insbesondere Apps (zum Beispiel Adipositas-Apps, die auch von der Krankenkasse bezahlt werden) und andere digitale Tools, die uns Rückmeldung zu unserer Bewegungsaktivität und Gewichtsreduktion geben, können helfen. Auch dazu kann dich dein Arzt beraten.

- Perspektive wechseln: Der Weg aus der Fettleberfalle soll kein Leidensweg werden. Es geht nicht um Verzicht und Entsagung, sondern um Selbstfürsorge und Genuss an einer gesünderen Lebensweise. Suche dir körper-

liche Aktivitäten, die dir auch Spaß bereiten, und eine Ernährungsweise, die dir schmeckt und nicht das Gefühl einer Dauerdiät bereitet.

- Erfolge feiern: Auch kleine Zwischenerfolge dürfen belohnt werden. Jedes Kilo Gewichtsverlust zählt. Super, wenn du jetzt mehrmals pro Woche mit dem Fahrrad zur Arbeit fährst. Gut, dass deine Blutdruckwerte jetzt besser eingestellt sind. Schön, dass die Gesamtmenge Alkohol pro Woche halbiert wurde. Respekt, dass du das Fitnesstraining zweimal die Woche konsequent durchziehst.

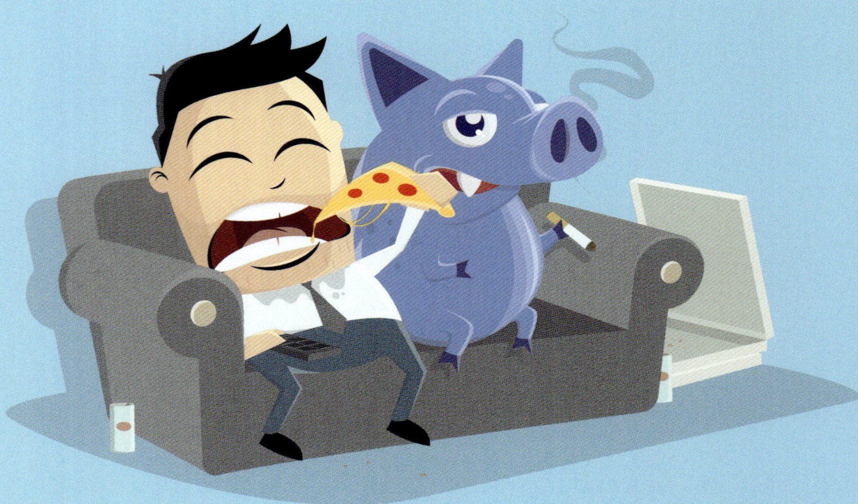

Die Leber revitalisieren – Gutes aus der Natur

Schon seit Jahrhunderten ist die regenerative Wirkung von Pflanzenstoffen auf die Leber bekannt. Auch in der modernen Medizin können Substanzen aus der Natur die Revitalisierung der Leber unterstützen – sie sind aber kein Ersatz für ärztliche Beratung und Therapie sowie die Gewichtsreduktion und Ernährungsumstellung.

Pflanzlich heißt jedoch nicht gleich ungefährlich. Nicht jedes pflanzliche Produkt ist sanft zur Leber und auch naturheilkundliche Präparate können riskant sein. Eine Beratung ist daher wichtig.

Mariendistel

Die Mariendistel wird seit Jahrhunderten bei Verdauungsbeschwerden und Lebererkrankungen eingesetzt. Die Mariendistel ist der Klassiker der leberschützenden Stoffe aus der Natur. Der Wirkstoff Silymarin ...

- schützt die Hüllen der Leberzelle, sodass Giftstoffe nicht in die Zelle dringen und Schäden anrichten können.
- stimuliert die Neubildung und Regeneration von Leberzellen durch Anregung der Eiweißproduktion.
- ist ein ausgezeichneter Radikalfänger, der freie Radikale einfängt und die Leber so vor oxidativem Stress und Entzündungen schützen kann und zudem die Vermehrung von Bindegewebe hemmt.

Wichtig bei der Anwendung der Mariendistel ist die Darreichungsform: So ist die therapeutische Wirkung eines Tees aus Mariendistelfrüchten deutlich schwächer als die Einnahme von standardisierten Trockenextrakten in Form von Fertigpräparaten aus der Apotheke. Die empfohlene

Dosierung liegt dabei nach Absprache mit dem behandelnden Arzt bei 200 bis 400 Milligramm Silymarin pro Tag.

Artischocke – ein Herz für die Leber

Die Wirkstoffe der Artischocke unterstützen die Fettverdauung und regen den Gallenfluss an. Die Artischocke ist eine bewährte und gut untersuchte Heilpflanze bei Leber- und Verdauungsbeschwerden. Auch als Schutz vor Arteriosklerose der Blutgefäße, Herzinfarkt und Schlaganfall hat sich die Artischocke als Heilpflanze bewährt. Die Hauptwirkstoffe der Artischocke – Cynarin und andere Bitterstoffe und Flavonoide (zum Beispiel Luteolin) – unterstützen die Fettverdauung und regen den Gallenfluss an. Durch eine vermehrte Produktion von Gallenflüssigkeit kann die Leber deutlich besser Schadstoffe ausscheiden und den Körper entgiften. Zudem schützen die Wirkstoffe der Heilpflanze das Stoffwechselorgan vor zellschädigenden Stoffen, den sogenannten freien Radikalen, denen die Leber in ihrer Funktion als Entgiftungsorgan und Schadstofffilter intensiv ausgesetzt ist.

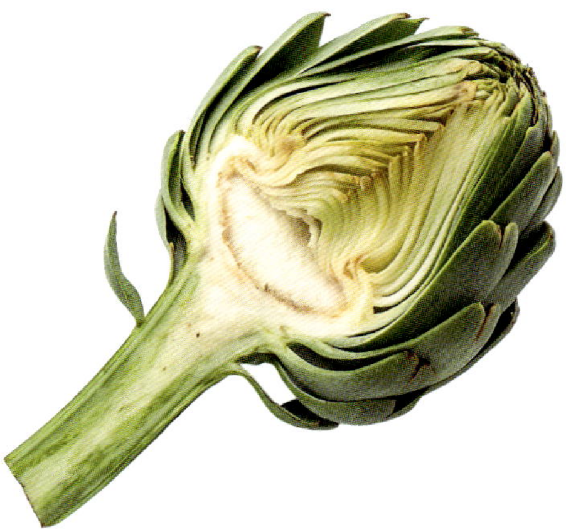

In Studien senkten Artischockenpräparate zudem sowohl das Gesamtcholesterin als auch das LDL-Cholesterin und erhöhten das gesundheitsfördernde HDL-Cholesterin. Zudem können Artischockenextrakte auch den Glukosestoffwechsel und damit die Blutzuckerwerte positiv beeinflussen.

Die höchsten Wirkstoffkonzentrationen findet man in Artischockenextrakten, die es in verschiedenen Darreichungsformen und Fertigarzneien in Reformhäusern und Apotheken gibt: Kapseln, Tabletten, Pulver oder Presssäfte können die Leber in ihrer Regeneration unterstützen.

Die Dosierung für Fettleberpatienten hängt dabei von der Art der Zubereitung beziehungsweise dem Präparat ab: Die mittlere empfohlene Tagesdosis für die Blätter (Teezubereitung) liegt bei 6 Gramm (verteilt auf vier Einzeldosen); für Trockenextrakte beträgt die Tagesdosis etwa 1300 Milligramm, das wären bei gängigen Einzeldosen von etwa 300 bis 400 Milligramm pro Tablette drei bis vier Stück pro Tag – die Angaben der Hersteller müssen hierbei beachtet werden. Bei Allergien gegen Artischocken oder andere Korbblütler, bei Gallensteinleiden und Störungen des Galleabflusses sowie in Schwangerschaft und Stillzeit dürfen Artischockenpräparate nicht eingenommen werden.

Vitamin E (Tocopherol)

Pflanzliche Öle und Nüsse sind reich an Vitamin E. Vitamin E (Tocopherol) ist ein wichtiges Zellschutzvitamin des Körpers, welches der Körper gemeinsam mit dem Nahrungsfett aufnimmt und verwertet. Vitamin E entfaltet seine Schutzwirkung für die Haut und Blutgefäße, indem es freie Radikale – also schädliche Stoffwechselprodukte – abfängt und so antioxidative Wirkung besitzt und vor Gewebeschäden schützt.

Dieses fettlösliche Vitamin findet sich vor allem in pflanzlichen Ölen wie Olivenöl oder Weizenkeimöl, in Nüssen und Mandeln oder Fischsorten wie Hering, Makrele oder Lachs. Aber auch Johannisbeeren, Avocado, Paprika oder grünes Blattgemüse können gute Vitamin-E-Lieferanten sein. Der von der Deutschen Gesellschaft für Ernährung (DGE) empfohlene Tagesbedarf von durchschnittlich 12 Milligramm Vitamin E

für Erwachsene wäre beispielsweise durch 25 Gramm Weizenkeimöl oder 50 Gramm Haselnüsse oder 200 Gramm Schwarzwurzeln gedeckt.

Vitamin E scheint durch das Abfangen zellschädigender freier Radikale auch ein wichtiges Schutzvitamin für unsere Leberzellen zu sein. Forscher des Nationalen Forschungsinstitutes in Bethesda (USA) untersuchten in einer großen Studie an 247 Patienten mit MASLD den Effekt von Vitamin E (800 Internationale Einheiten [IE] pro Tag) auf den Krankheitsverlauf. Dabei zeigten etwa 40 Prozent der Patienten mit einer MASH in der Vitamin-E-Gruppe nach 96 Wochen eine Erholung des Lebergewebes. Auch die Laborwerte (vor allem GOT und GPT) sanken in dieser Gruppe deutlich.

Allerdings können so hohe Dosen an Vitamin E auch gesundheitsschädliche Wirkung haben, sodass die amerikanischen Leitlinien die Gabe von hoch dosiertem Vitamin E als Nahrungsergänzungsmittel daher nur bei MASH-Patienten ohne Diabetes, nicht aber generell bei allen Fettleberpatienten empfehlen. Eine an Vitamin E reiche Ernährung kann bei Fettlebererkrankungen jedoch ohne Bedenken empfohlen werden. Anregungen finden Sie dazu in unserem Rezeptteil.

Kapitel 5

NEUSTART

für Stoffwechsel und Wohlbefinden

Das 4-Wochen-Leberfit-Programm

Nach so viel Wissen bereit für den Neustart?

Kleiner Motivations-Boost zu Beginn: Deine Mühe wird dir deine Leber bald danken. Schon nach wenigen Tagen beginnt durch eine Reduktion der Kalorienzufuhr die Entfettung der Leber und die Regeneration des Stoffwechsels. Innerhalb von vier Wochen lassen sich hier deutliche Erfolge erzielen und die Weichen für mehr Gesundheit und Wohlbefinden stellen. Bei höhergradigen Leberschäden (Fibrose) oder Übergewicht ist es natürlich wichtig, diesen lebergesunden Lebensstil auch nach den vier Wochen beizubehalten. Je nach Ausgangsgewicht sollte das Programm daher auch länger als vier Wochen durchgeführt werden (siehe Seite 81).

Unser Programm enthält für dich und deine Leber folgende Elemente:

1. Ballast abwerfen: In unserem 4-Wochen-Programm geht es erst mal darum, die Leber zu entlasten und Gewicht zu reduzieren. Das funktioniert mit einer kalorienreduzierten Kost, mit der du täglich nur 1200 Kilokalorien (Tag 1 bis Tag 14) beziehungsweise 1500 Kilokalorien (Tag 15 bis Tag 28) zu dir nimmst. In dem Programm findest du leckere Rezepte für Frühstück, Mittagessen und Abendessen – also drei Hauptmahlzeiten, aber keine Snacks zwischendurch, um den Blutzuckerstoffwechsel zu normalisieren. Wichtig ist eine Essenspause von mindestens vier Stunden zwischen den Mahlzeiten, zwischen dem Abendessen und dem Frühstück am nächsten Morgen sollten mindestens zwölf Stunden ohne Essen liegen. Das würde beispielsweise so aussehen: Frühstück um 7 Uhr, Mittagessen um 12:30 Uhr, Abendessen um 18 Uhr.

Die Mahlzeiten sind so aufgebaut, dass der Kohlenhydratanteil reduziert ist, dafür aber der Eiweißanteil erhöht ist. Die Mahlzeiten enthalten auch präbiotische und probiotische Lebensmittel, die über das Mikrobiom die Darm-Leber-Achse stärken.

2. In Bewegung kommen – 150 Minuten für deinen Stoffwechsel: Um Gewicht zu verlieren und deinen Stoffwechsel zu regenerieren, ist körperliche Bewegung wichtig: 150 Minuten körperliche Aktivität pro Woche, also etwa drei- bis fünfmal pro Woche 30–50 Minuten moderates Ausdauer- und/oder Krafttraining. Ausdauertraining wie Joggen, Schwimmen oder Fahrradfahren ist wichtig, um eingelagertes Fett abzubauen. Die besten Effekte erreicht man nicht in der Olympia-Liga, sondern mit einem Training im mittleren moderaten Belastungsbereich. Und ganz wichtig: Bewegung in den Alltag bringen

3. Leberfreundlich leben: Während des 4-Wochen-Leberfit-Programms sollte man auf Alkohol verzichten, um die Regeneration der Leberzellen zu unterstützen. Auch wichtig: Schlechter Schlaf und zu viel Stress sind schlecht für die Leber. Denn bei anhaltend hohen Stresshormonen nimmt auch die Fetteinlagerung im Bauchraum zu, zudem gibt es negative Auswirkungen auf das Hunger- und Sättigungszentrum im Gehirn. Daher einen Gang runterschalten, regelmäßige Pausen und bewusst entspannen und ausreichend Erholung in der Nacht einplanen.

SO KOMMT BEWEGUNG IN DEN ALLTAG

- Kein Auto für Kurzstrecken. Deine Leber schwitzt nicht im Stau, sondern bei zügigem Gehen oder Fahrradfahren; schon 30 Minuten im Sattel ergeben umgerechnet 3000 Schritte.
- Treppe statt Aufzug. Deine Leber braucht keinen Lift, sondern ein Lifting.
- Mittagspause nutzen. In der Mittagspause nicht am Computer nach »Fettleber« googeln, sondern raus aus dem Büro und zwei Runden zügiges Gehen um den Block.

- Abendspaziergang: 30 Minuten zügiges Gehen vor oder nach dem Abendessen schafft Platz in den Glykogenspeichern. Alternative: auf dem Heimweg von der Arbeit eine Station früher aussteigen und laufen.
- Wochenende: mindestens einmal 60 Minuten wandern, spazieren gehen, walken oder tanzen.
- Schummeln gilt nicht: 7000 Schritte pro Tag lassen sich in Form von Schrittzählern, Fitnessarmbändern oder anderen digitalen Varianten wie Apps messen.
- Zusammen gegen den inneren Schweinehund: Suche dir Verbündete und plane gemeinsam Bewegungsaktivitäten. Beispiele sind Sportangebote am Arbeitsplatz, in Sportvereinen oder die Verabredung mit Freunden zu regelmäßigen Lauftreffs.

WAS TUN BEI HEISSHUNGER?

Viel Wasser oder Tee trinken: Die Magendehnung durch die Flüssigkeit löst Sättigungsgefühle aus. Manchmal hilft auch mehr Geschmack: Ingwer oder Zitrone in Wasser oder Tee hilft beim Durchhalten.

- Bitterstoffe in Form von Nahrungsmitteln (zum Beispiel Rucola, Chicorée) oder Tropfen dämpfen Heißhunger, helfen kann auch, zuckerfreien Kaugummi zu kauen.

- Ablenkung: Wer sich gut mit anderen Aktivitäten beschäftigt, denkt weniger ans Essen.

- Keine Gelegenheiten schaffen: keine Snacks auf dem Tisch stehen lassen und generell keine Süßigkeiten oder Chips im Schrank vorrätig haben.

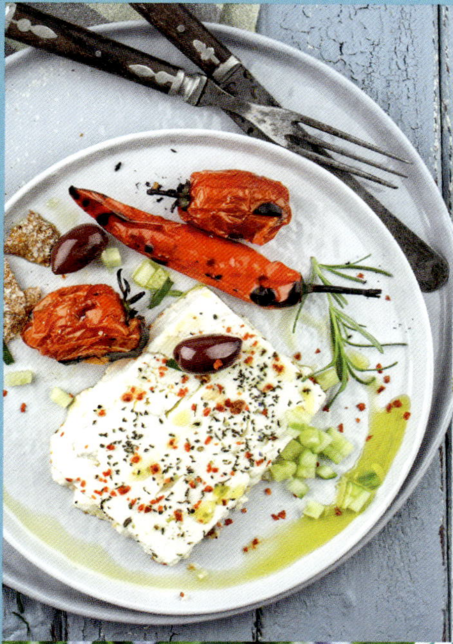
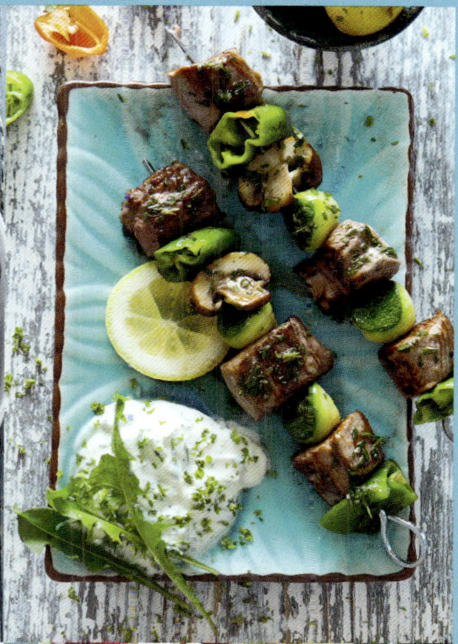
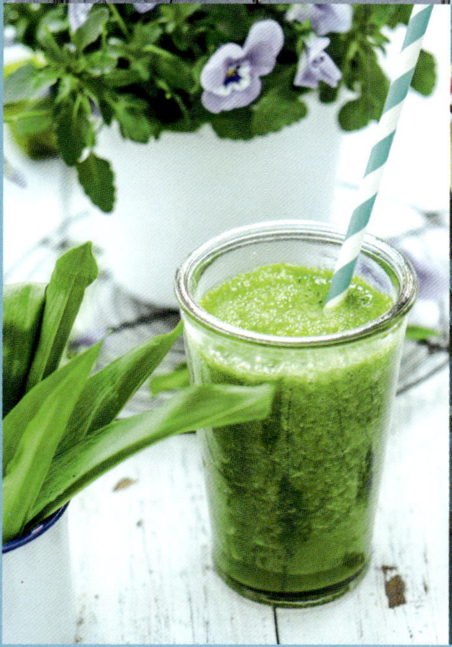
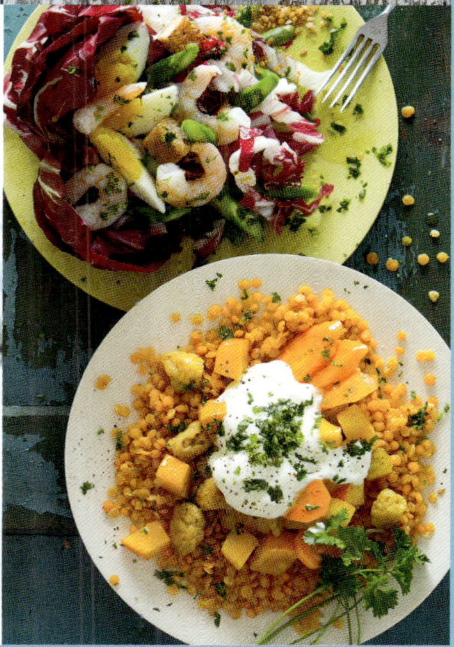

REZEPTE

TAG 1 – TAG 14

1200 kcal

Frühstück

Roggenmüsli mit Orangenjoghurt

Zutaten für 2 Personen

- 1 Bio-Orange
- 1 Kiwi
- 2 Becher Vollmilchjoghurt (à 150 g)
- 100 g körniger Frischkäse
- 20 g Hanfsamen
- 1 EL gehackte Minze
- 70 g Roggenflocken
- 20 g geschroteter Leinsamen

Zubereitung

- Die Orange heiß waschen und trocken reiben. Von der Schale etwa 1 EL abreiben. Dann die Orange so dick schälen, dass die weiße Haut mit entfernt wird. Die Filets zwischen den Trennwänden herausschneiden, den Saft dabei auffangen und in Stücke schneiden. Die Kiwi schälen und klein schneiden.

- Joghurt, Frischkäse, Hanfsamen, Orangensaft und -schale sowie Minze verrühren. Die Filets und die Kiwi unterheben und auf 2 Schälchen verteilen. Die Roggenflocken und den Leinsamen dazugeben.

- **Tipp:** Sehr gut schmeckt das Müsli auch, wenn du 2 EL Granatapfelkerne darüberstreust.

Pro Person: ca. 400 kcal, 21 g Eiweiß, 14 g Fett, 42 g Kohlenhydrate, 14 g Ballaststoffe

Mittagessen

Überbackenes Lachsfilet auf Spinat

Zutaten für 2 Personen

- 300 g Lachsfilet
- 1 TL Zitronensaft
- Salz
- frisch gemahlener schwarzer Pfeffer
- 150 g Tomaten
- 400 g Blattspinat
- 1 Zwiebel
- 1 Knoblauchzehe
- 1 EL Olivenöl
- 30 g Gouda
- 20 g Vollkorn-Paniermehl
- frisch geriebene Muskatnuss

- **Tipp:** Wer keinen frischen Spinat bekommt, nimmt tiefgefrorenen.

Zubereitung

- Den Backofen auf 220 °C vorheizen. Das Lachsfilet waschen, trocken tupfen und in 2 gleich große Stücke schneiden. Mit dem Zitronensaft beträufeln. Mit Salz und Pfeffer würzen.

- Die Tomaten häuten, vierteln, entkernen und in Streifen schneiden. Den Spinat verlesen, putzen, waschen und abtropfen lassen. Den Spinat grob hacken. Die Zwiebel und den Knoblauch schälen, fein würfeln und im heißen Öl andünsten. Den Spinat dazugeben und etwa 3 Minuten dünsten.

- Den Käse reiben. Das Paniermehl untermischen. Den Spinat mit Salz, Pfeffer und Muskat abschmecken. In eine Auflaufform geben und die Tomaten hinzufügen. Den Lachs darauflegen, mit der Käse-Paniermehl-Mischung bestreuen und etwa 20 Minuten überbacken.

Pro Person: ca. 450 kcal, 41 g Eiweiß, 28 g Fett, 8 g Kohlenhydrate, 6 g Ballaststoffe

Abendessen

Artischocken-Fenchel-Salat mit Chiasamen

Zutaten für 2 Personen

- 1 Dose Artischockenherzen (240 g Abtropfgewicht)
- 1 Fenchelknolle
- 200 g Möhren
- 125 g gekochter Schinken
- 50 g Mozzarella
- 1 EL Kapern
- 1 EL Aceto balsamico
- 2–3 EL Gemüsebrühe
- Salz
- frisch gemahlener schwarzer Pfeffer
- ½ TL Senf
- 1 EL Leinöl
- 1 EL gehackte Petersilie
- 1 TL Kürbiskerne (10 g)
- 1 EL Chiasamen (20 g)

Zubereitung

- Die Artischocken abtropfen lassen und in Stücke schneiden. Die Fenchelknolle putzen, waschen und in feine Streifen hobeln. Die Möhren schälen und in feine Scheiben schneiden. Den Schinken in Streifen schneiden. Den Mozzarella in kleine Würfel schneiden. Alle vorbereiteten Zutaten mischen. Die Kapern untermischen.

- Aceto balsamico, Brühe, Salz, Pfeffer, Senf, Öl und Petersilie verrühren. Über den Salat geben. Abschmecken. Mit den Kürbiskernen und den Chiasamen bestreuen.

Pro Person: ca. 340 Kalorien, 27 g Eiweiß, 19 g Fett, 13 g Kohlenhydrate, 20 g Ballaststoffe

Frühstück

Pfirsich-Quark-Speise mit Haferkleie

Zutaten für 2 Personen

- 2 Pfirsiche
- 2 EL Orangensaft
- 1 EL gehackte Zitronenmelisse
- 300 g Speisequark (20 % Fett)
- 75 g Schmand
- 20 g Haferkleie
- ½ TL Vanillepulver
- 20 g Chiasamen

Zubereitung

- Die Pfirsiche waschen, halbieren, entkernen und das Fruchtfleisch in kleine Stücke schneiden. Den Orangensaft und die Zitronenmelisse dazugeben und kurz durchziehen lassen.
- Quark, Schmand, Haferkleie und Vanillepulver verrühren. Die Pfirsichstücke unterheben. Mit den Chiasamen bestreuen.

Pro Person: ca. 400 kcal, 25 g Eiweiß, 20 g Fett, 27 g Kohlenhydrate, 8 g Ballaststoffe

Mittagessen

Putenmedaillons auf Wok-Gemüse

Zutaten für 2 Personen

- 2 Putenmedaillons (300 g)
- frisch gemahlener schwarzer Pfeffer
- 1 Knoblauchzehe
- 1 Stück Ingwer (10 g)
- 1 TL Limettensaft
- 2 EL Sojasauce
- 60 g Quinoa
- Salz
- 400 g Brokkoli
- 2 Lauchzwiebeln
- 2 TL Rapsöl
- Chiliflakes
- 200 ml Hühnerbrühe
- 1 EL Sesamsamen
- 1 EL Chiasamen
- 2 EL gehackter Koriander

Pro Person: ca. 440 kcal, 48 g Eiweiß, 15 g Fett, 26 g Kohlenhydrate, 10 g Ballaststoffe

Zubereitung

- Putenmedaillons waschen, trocken tupfen und mit Pfeffer würzen. Knoblauch und Ingwer schälen, fein hacken und darübergeben. Limettensaft und 1 EL Sojasauce verrühren und das Fleisch damit beträufeln.
- Die Quinoa in ⅛ l gesalzenem Wasser ausquellen lassen.
- Den Brokkoli putzen, waschen und in kleine Röschen teilen. Die Lauchzwiebeln putzen, waschen, in feine Stücke schneiden und in 1 TL heißem Öl anbraten. Den Brokkoli dazugeben und weitere 2 Minuten braten. Mit 150 ml Brühe und 1 EL Sojasauce ablöschen und zugedeckt 5–7 Minuten garen.
- Das Fleisch abtropfen lassen und im restlichen heißen Öl etwa 7 Minuten braten. Herausnehmen. Bratensatz mit Brühe ablöschen und zum Gemüse geben. Mit Salz und Chiliflakes abschmecken. Putenmedaillons, Gemüse und Quinoa anrichten. Mit Sesam, Chiasamen und Koriander bestreuen.

Abendessen

Gegrillter Schafskäse mit Oliven und Kirschtomaten

Zutaten für 2 Personen

- 130 g Schafskäse
- 300 g Kirschtomaten
- 1 rote Zwiebel
- 4 grüne, milde Peperoni
- 20 g schwarze Oliven
- 40 g grüne Oliven
- Salz
- frisch gemahlener schwarzer Pfeffer
- ½ TL getrockneter Majoran
- 1 TL Leinöl
- 1 TL gehackte Walnüsse (10 g)
- 1 TL gehackte Haselnüsse (10 g)

Zubereitung

- Den Backofengrill vorheizen. Den Schafskäse in 2 Stücke schneiden und in eine flache Auflaufform legen.
- Die Tomaten waschen und halbieren. Die Zwiebel schälen und in dünne Scheiben schneiden. Die Peperoni waschen und ganz lassen. Die Tomaten, die Oliven und die Peperoni um den Käse verteilen. Mit Salz, Pfeffer und Majoran würzen. Die Zwiebeln auf den Käse legen und mit dem Öl beträufeln.
- Den Schafskäse im Backofen auf der oberen Schiene etwa 5 Minuten grillen. Die Nüsse in einer beschichteten Pfanne kurz rösten und über den Käse bestreuen.

Pro Person: ca. 350 Kalorien, 14 g Eiweiß, 29 g Fett, 8 g Kohlenhydrate, 5 g Ballaststoffe

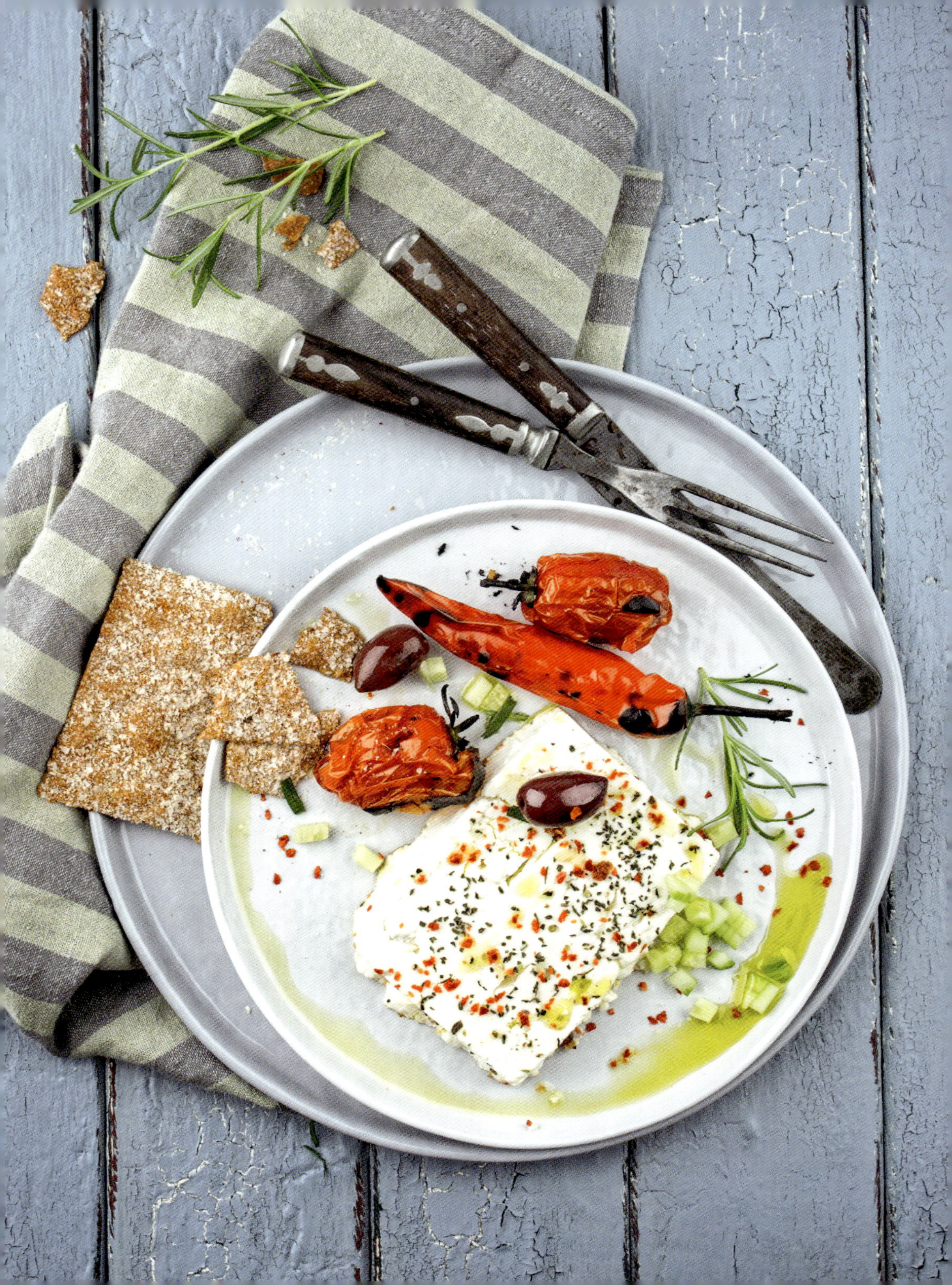

Frühstück

Dinkelmüsli mit Leinsamen und Himbeeren

Zutaten für 2 Personen

- 40 g Dinkelflocken
- 1 TL Leinsamen (10 g)
- 1 EL gehackte Walnüsse (20 g)
- 500 g Himbeeren
- 1 TL Vanillepulver
- ½ l Milch
- nach Wunsch Zitronenmelisse

Zubereitung

- Die Dinkelflocken, den Leinsamen und die Walnüsse mischen. Die Himbeeren verlesen, waschen und trocken tupfen. Das Müsli und die Beeren auf 2 Schälchen verteilen. Mit Vanille bestreuen. Die Milch darübergießen. Nach Wunsch mit Zitronenmelisseblättchen anrichten.

Pro Person: ca. 410 Kalorien, 18 g Eiweiß, 19 g Fett, 36 g Kohlenhydrate, 15 g Ballaststoffe

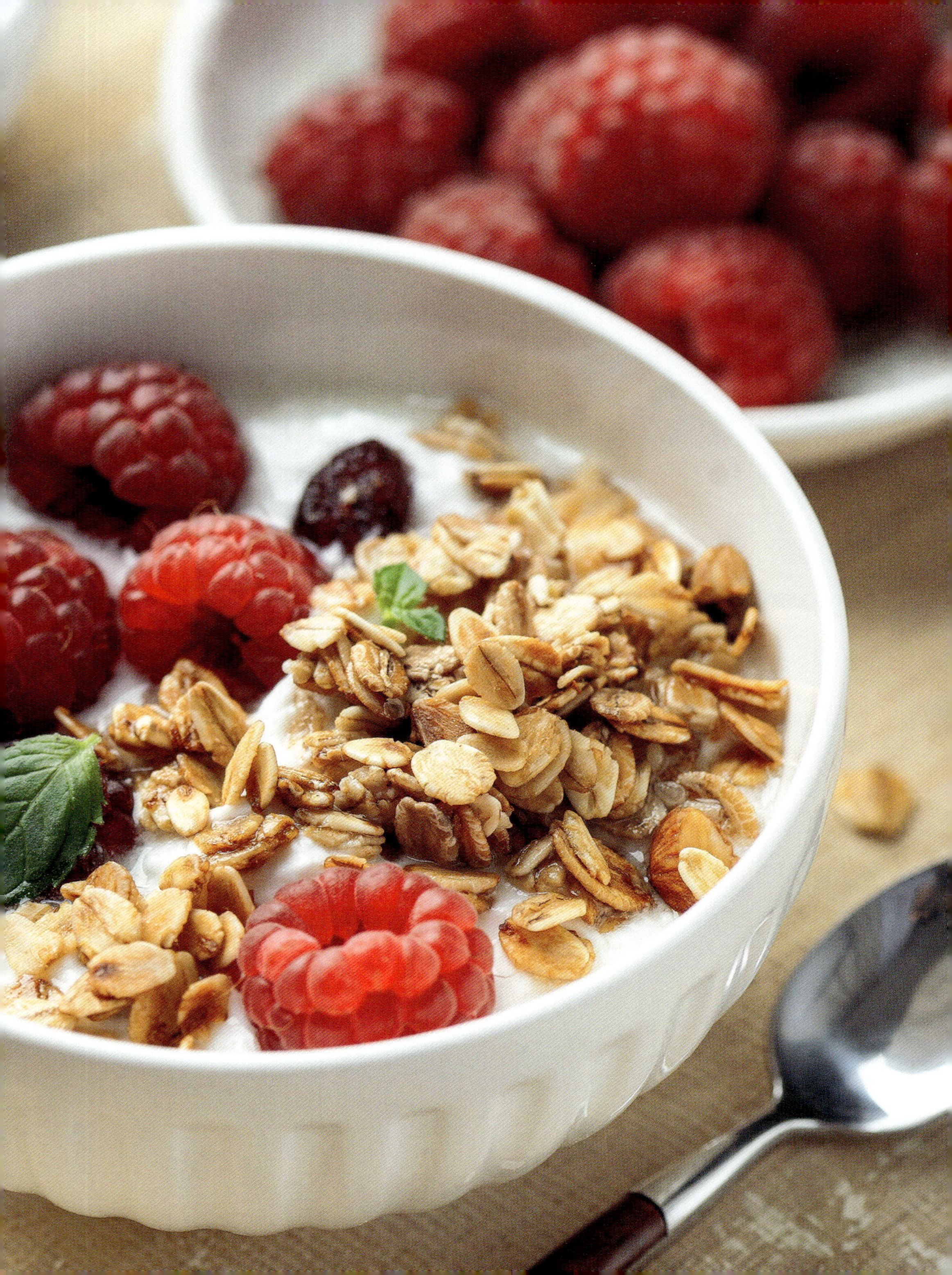

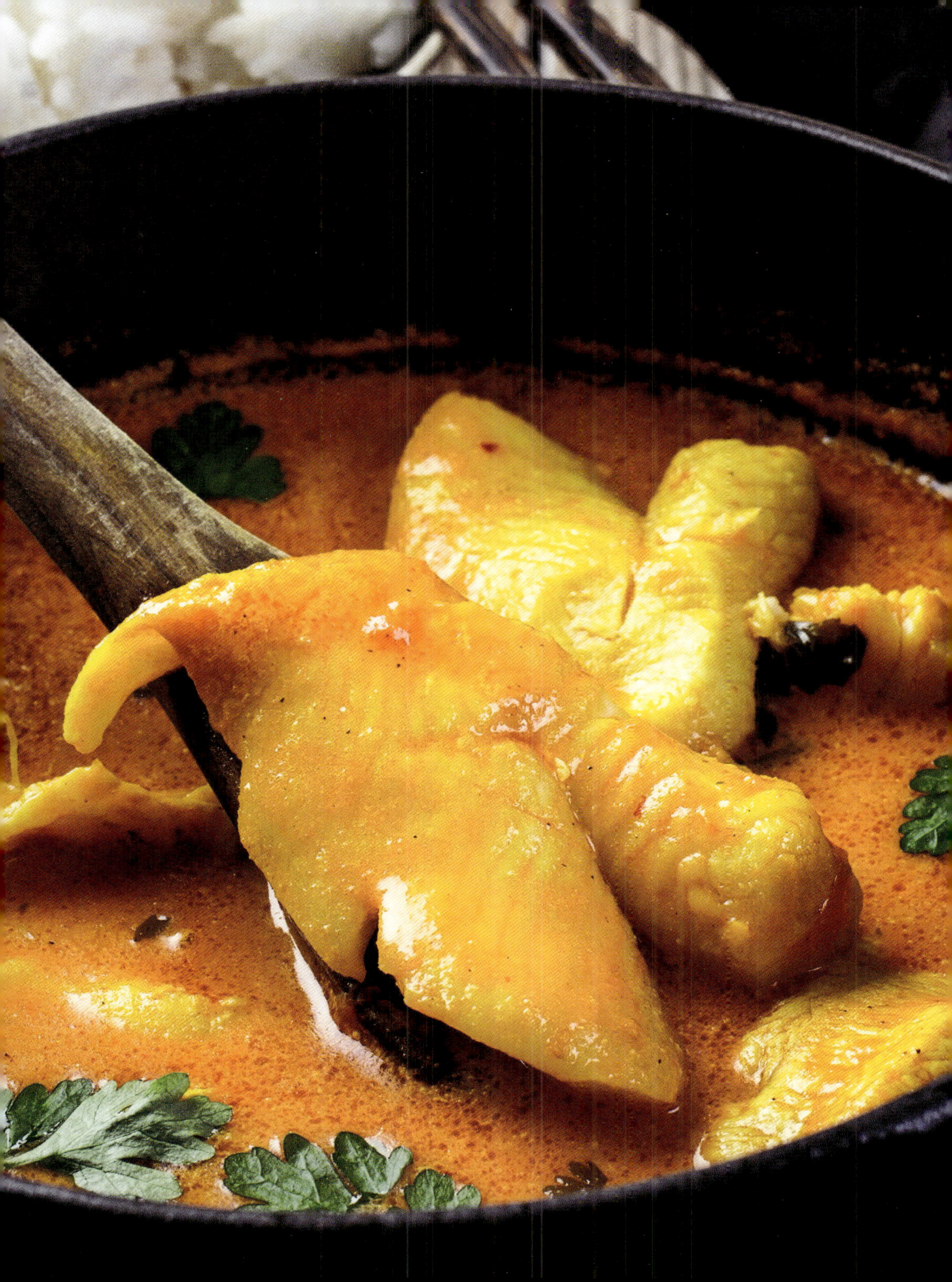

Mittagessen

Fischsuppe mit Kokos und Fenchel

Zutaten für 2 Personen

- 150 g Lachsfilet
- 150 g Kabeljaufilet
- Salz
- frisch gemahlener schwarzer Pfeffer
- 1 Fenchelknolle
- 100 g Zuckerschoten
- 150 g Möhren
- 1 Zwiebel
- 1 Knoblauchzehe
- 1 EL Leinöl
- 1 EL Currypulver
- ½ l Fischfond oder Gemüsebrühe
- 100 ml Kokosmilch
- Zitronensaft

Zubereitung

- Das Fischfilet waschen, trocken tupfen und in Würfel schneiden. Mit Salz und Pfeffer würzen.
- Den Fenchel putzen, waschen, halbieren, den Strunk entfernen und in dünne Scheiben hobeln. Die Zuckerschoten putzen, waschen und halbieren. Die Möhren putzen und in feine Scheiben schneiden. Die Zwiebel und den Knoblauch schälen, fein würfeln und im heißen Öl andünsten. Das Currypulver, den Fenchel und die Möhren dazugeben und andünsten. Mit Salz und Pfeffer würzen. Mit dem Fischfond oder der Brühe ablöschen und zugedeckt 10 Minuten köcheln lassen.
- Die Zuckerschoten und die Kokosmilch hinzufügen und aufkochen. Den Fisch dazugeben und bei geringer Hitze etwa 5 Minuten gar ziehen lassen. Mit Salz, Pfeffer und Zitronensaft abschmecken.

Pro Person: ca. 440 Kalorien, 33 g Eiweiß, 28 g Fett, 14 g Kohlenhydrate, 7 g Ballaststoffe

Abendessen

Paprika-Mangold-Salat mit Schafskäse

Zutaten für 2 Personen

- 100 g Schafskäse
- 1 Knoblauchzehe
- 1 Chilischote
- 1 EL Olivenöl
- 300 g Mangold
- Salz
- 2 Paprikaschoten
- 200 g Kirschtomaten
- 20 g getrocknete Tomaten
- 1 EL Weißweinessig
- 2 EL Brühe
- 2 EL gehacktes Basilikum
- frisch gemahlener schwarzer Pfeffer
- 1 EL gehackte Mandeln
- 1 Scheibe Dinkelbrot

Pro Person:
ca. 350 Kalorien,
14 g Eiweiß, 29 g Fett,
8 g Kohlenhydrate,
5 g Ballaststoffe

Zubereitung

- Den Schafskäse in Würfel schneiden. Knoblauch schälen und in dünne Scheiben schneiden. Chilischote halbieren, entkernen und fein schneiden. Knoblauch, Chili und Öl über den Käse geben und etwa 30 Minuten marinieren.

- Den Mangold putzen, dicke Stiele entfernen und die Blätter in kochendem Salzwasser 2–3 Minuten blanchieren. Abtropfen lassen.

- Die Paprikaschoten putzen, waschen und in Streifen schneiden. Die Tomaten waschen und in Scheiben schneiden. Die getrockneten Tomaten in Streifen schneiden. Mangold, Paprika und Tomaten mischen. Essig, Brühe, Basilikum, Salz und Pfeffer verrühren und darübergeben. Den marinierten Schafskäse dazugeben. Mit den Mandeln bestreuen.

- Das Brot in Streifen schneiden, kurz in einer beschichteten Pfanne ohne Fett rösten und über den Salat geben.

Frühstück

Kokos-Quinoa mit Pflaumen

Zutaten für 2 Personen

- 100 ml Milch
- 100 ml ungesüßte Kokosmilch
- 75 g Quinoa
- 1 Prise Salz
- 300 g Pflaumen
- ½ TL Zimt
- flüssiges Stevia (optional)
- 30 g Leinsamen

Zubereitung

- Die Milch und die Kokosmilch erhitzen, die Quinoa und Salz dazugeben und bei geringer Hitze etwa 15 Minuten quellen lassen.

- Die Pflaumen waschen, halbieren, entsteinen und klein schneiden. Die Pflaumen unter die Quinoa mischen. Mit Zimt und nach Wunsch mit etwas Stevia süßen. Die Leinsamen unterrühren.

Pro Person: ca. 390 kcal, 11 g Eiweiß, 19 g Fett, 43 g Kohlenhydrate, 8 g Ballaststoffe

Mittagessen

Zitronen-Lachs aus dem Ofen mit Spitzkohl

Zutaten für 2 Personen

- 250 g Lachsfilet mit Haut
- Salz
- frisch gemahlener schwarzer Pfeffer
- etwas Fett für die Auflaufform
- 1 TL Kapern
- 1 Knoblauchzehe
- ½ unbehandelte Zitrone
- 1 kleiner Spitzkohl
- 1 Schalotte
- 1 EL Rapsöl
- 5 EL Gemüsebrühe
- 2 EL Schlagsahne
- 20 g Pinienkerne
- 1 EL gehackte Petersilie

Pro Person:
ca. 450 Kalorien,
36 g Eiweiß, 29 g Fett,
12 g Kohlenhydrate,
11 g Ballaststoffe

Zubereitung

- Den Backofen auf 200 °C vorheizen. Das Lachsfilet waschen, trocken tupfen und in 2 Stücke schneiden. Mit Salz und Pfeffer würzen. In eine flache, gefettete Auflaufform legen. Die Kapern hacken. Die Knoblauchzehe schälen und in Scheiben schneiden. Die Zitrone in 4 Scheiben schneiden. Die Kapern, den Knoblauch und die Zitrone auf den Lachs legen.

- Die äußeren Blätter vom Spitzkohl entfernen, den Kopf halbieren und den Strunk herausschneiden. Den Kohl in Streifen schneiden. Die Schalotte schälen, würfeln und im heißen Öl andünsten. Den Kohl dazugeben, leicht anbraten und mit der Brühe und der Sahne ablöschen. Würzen. Zugedeckt 8–10 Minuten dünsten.

- Den Lachs im heißen Ofen 12–15 Minuten garen. Die Pinienkerne in einer beschichteten Pfanne goldbraun rösten. Das Gemüse mit Salz und Pfeffer abschmecken, die Petersilie untermischen und mit den Pinienkernen bestreuen. Mit dem Lachs anrichten.

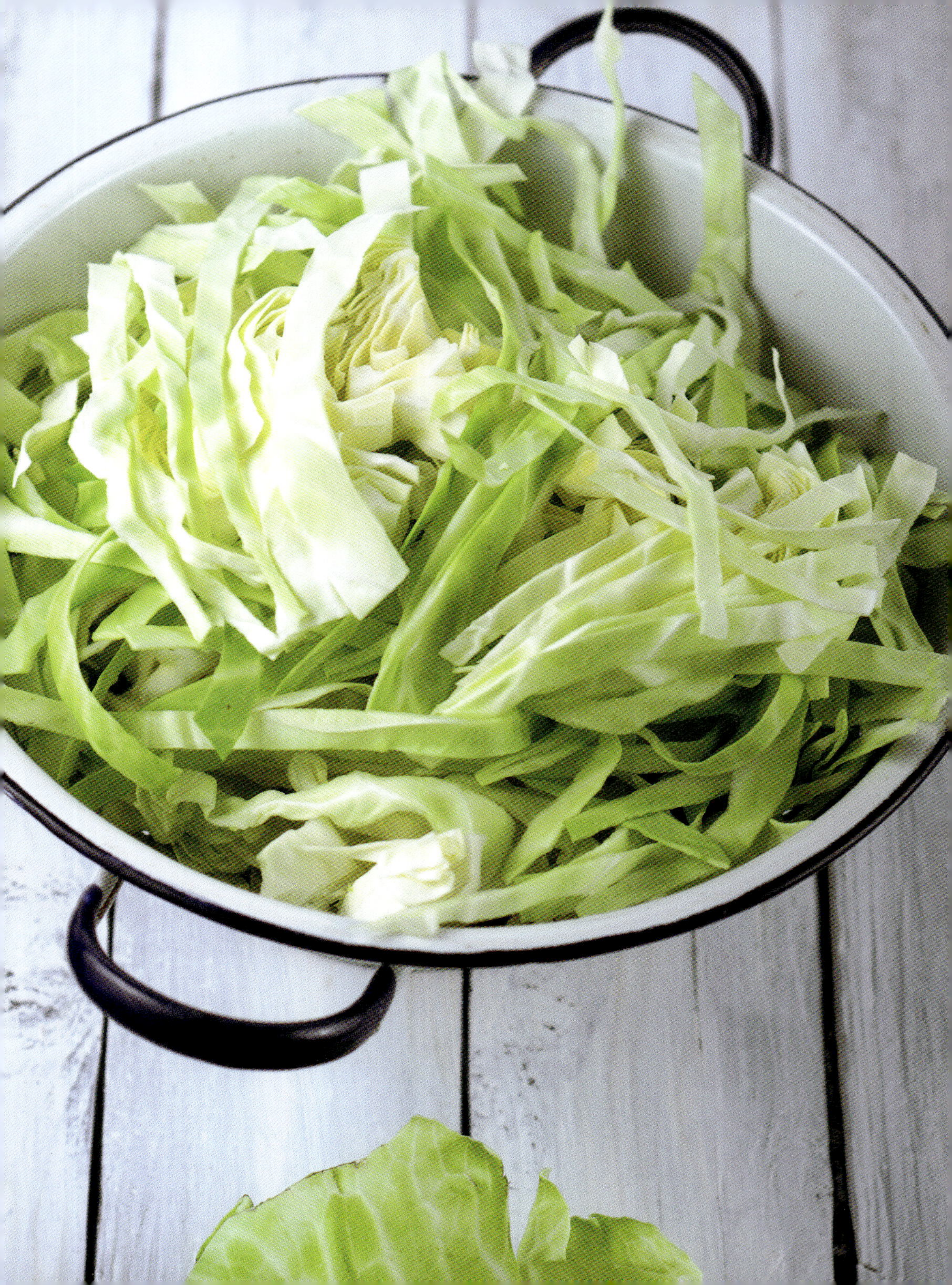

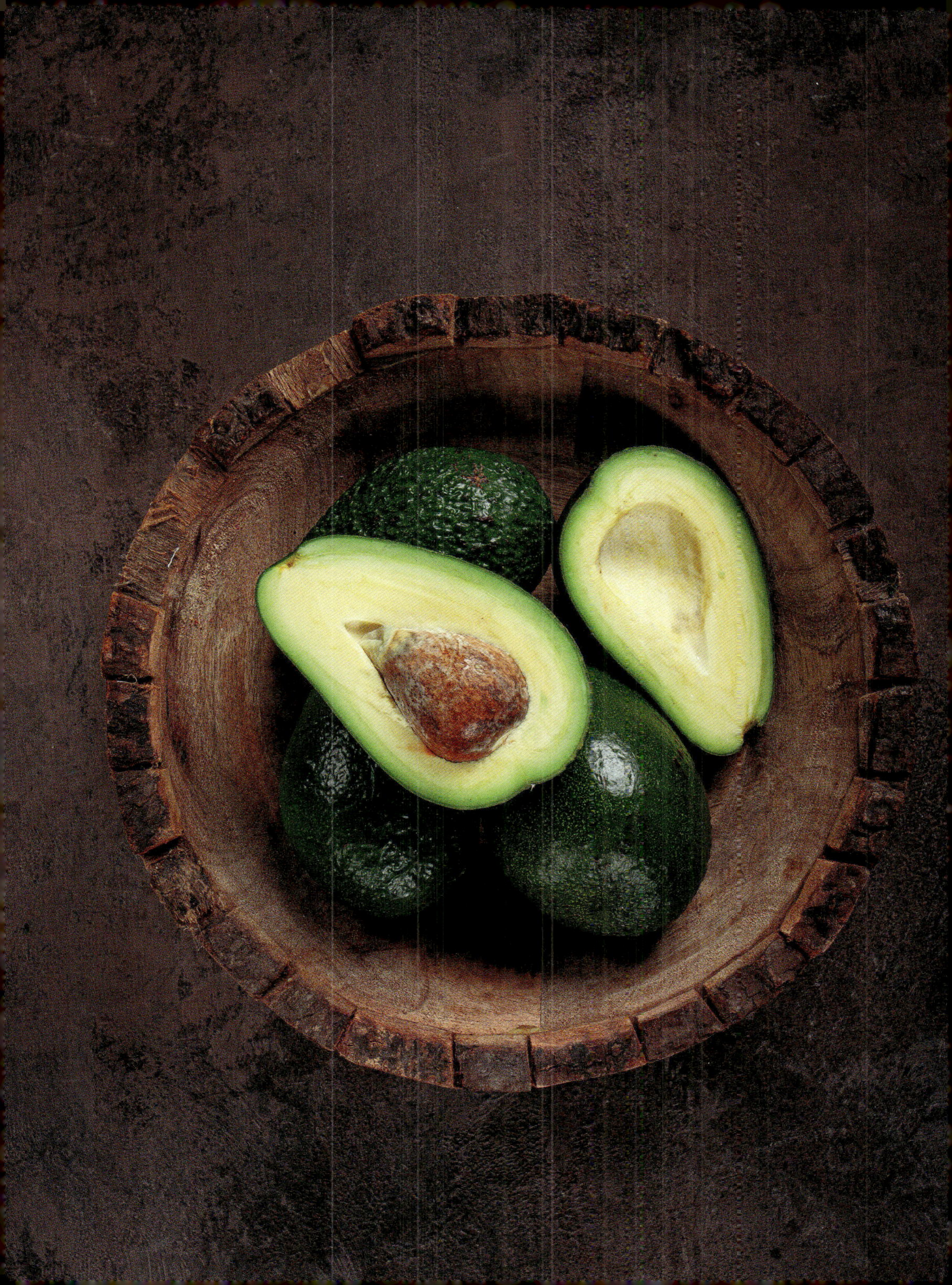

Abendessen

Avocadosalat mit Ei und Krabben

Zutaten für 2 Personen

- 2 hart gekochte Eier
- 30 g rote Linsen
- Salz
- 50 g Radicchio
- 50 g Feldsalat
- 1 Avocado
- 2 EL Zitronensaft
- 100 g Nordseekrabbenfleisch
- 3 EL Gemüsebrühe
- 1 TL Rapsöl
- frisch gemahlener schwarzer Pfeffer
- 1 Knoblauchzehe
- 2 EL Kresse

Zubereitung

- Die Eier pellen und vierteln. Die roten Linsen nach Packungsanweisung in gesalzenem Wasser kochen. Abgießen und kalt abschrecken.
- Den Radicchio putzen, waschen, zerpflücken und trocken schleudern. Den Feldsalat verlesen, waschen und trocken schleudern. Die Avocado halbieren und den Kern entfernen. Die Hälften schälen und in Würfel schneiden. Sofort mit 1 EL Zitronensaft beträufeln. Linsen, Blattsalate, Avocado und Krabben mischen.
- Restlichen Zitronensaft, Brühe, Öl, Salz und Pfeffer verrühren. Die Knoblauchzehe schälen und durch eine Presse dazudrücken. Die Marinade über den Salat geben. Die Eier daraufgeben. Mit Kresse bestreuen.

Pro Person: ca. 350 Kalorien, 21 g Eiweiß, 23 g Fett, 14 g Kohlenhydrate, 6 g Ballaststoffe

Frühstück

Bärlauch-Smoothie mit Gemüsesticks

Zutaten für 2 Personen

- 1 Kohlrabi
- 200 g Möhren
- 1 Fenchelknolle
- 150 g Magerquark
- 30 g Schafskäse
- 1 Knoblauchzehe
- 1 EL gehackte Petersilie
- Salz
- frisch gemahlener schwarzer Pfeffer
- 10 Bärlauchblätter
- 1 kleine Chilischote
- 500 g Vollmilchjoghurt
- abgeriebene Schale und Saft von ½ unbehandelten Zitrone
- 1 EL Hanfsamen (20 g)

Pro Person:
ca. 380 Kalorien,
29 g Eiweiß, 17 g Fett,
27 g Kohlenhydrate,
9 g Ballaststoffe

Zubereitung

- Den Kohlrabi und die Möhren putzen und in feine Stifte schneiden. Den Fenchel putzen, waschen und in feine Streifen schneiden. Den Quark und den zerbröckelten Schafskäse verrühren. Den Knoblauch schälen und dazudrücken. Die Petersilie dazugeben und alles verrühren. Mit Salz und Pfeffer abschmecken. Das Gemüse mit dem Quark anrichten.

- Den Bärlauch waschen, trocken tupfen und fein schneiden. Die Chilischote längs halbieren, entkernen, waschen und fein schneiden. Beides in einen Rührbecher geben. Joghurt, Zitronenschale und -saft dazugeben und pürieren. Mit Salz abschmecken. Auf 2 Gläser verteilen und mit den Hanfsamen bestreuen.

- **Tipp:** Grüne Smoothies eignen sich bei Patienten mit Fettlebererkrankungen besser als Obst-Smoothies, da sie weniger Fruktose enthalten.

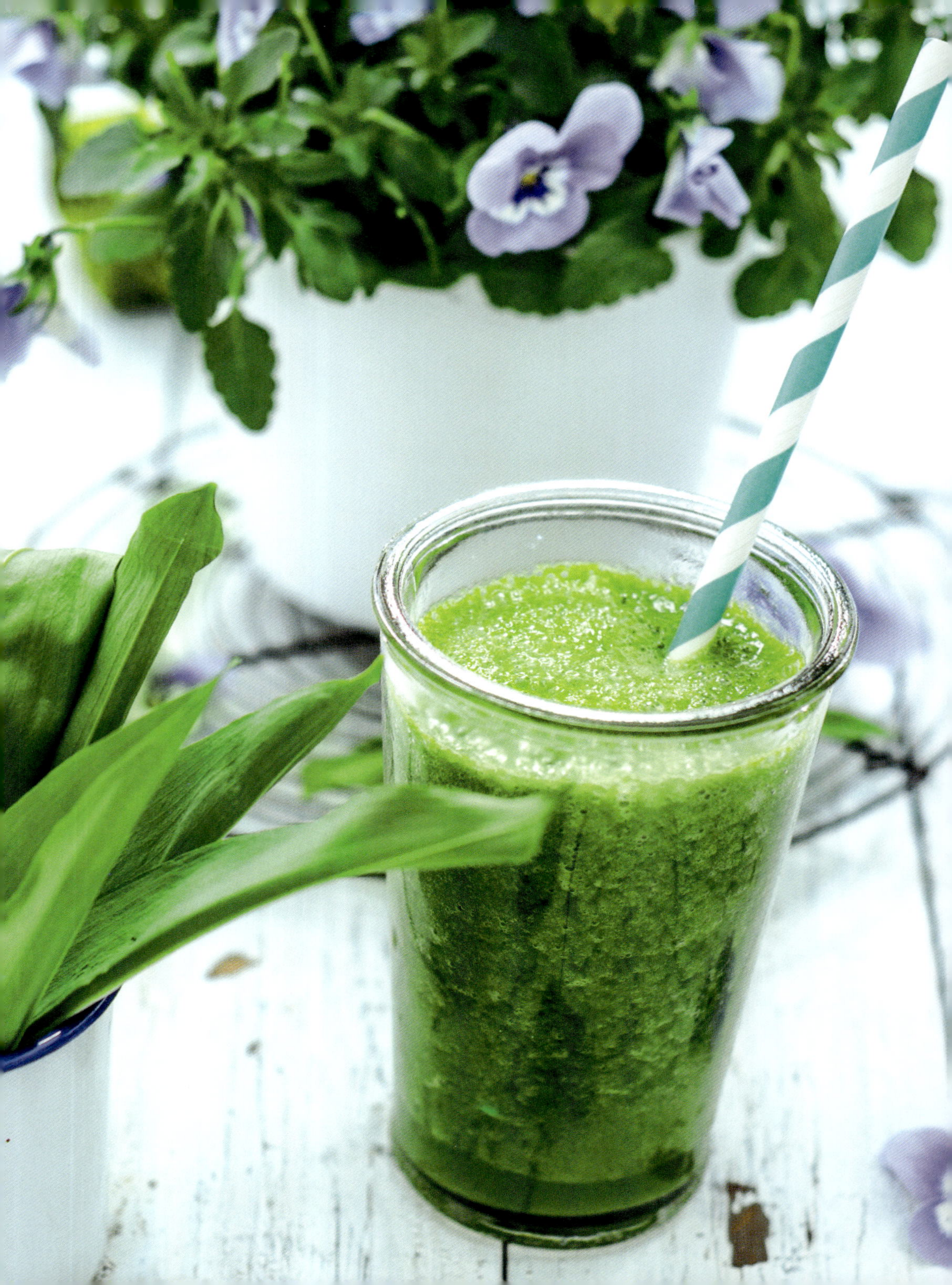

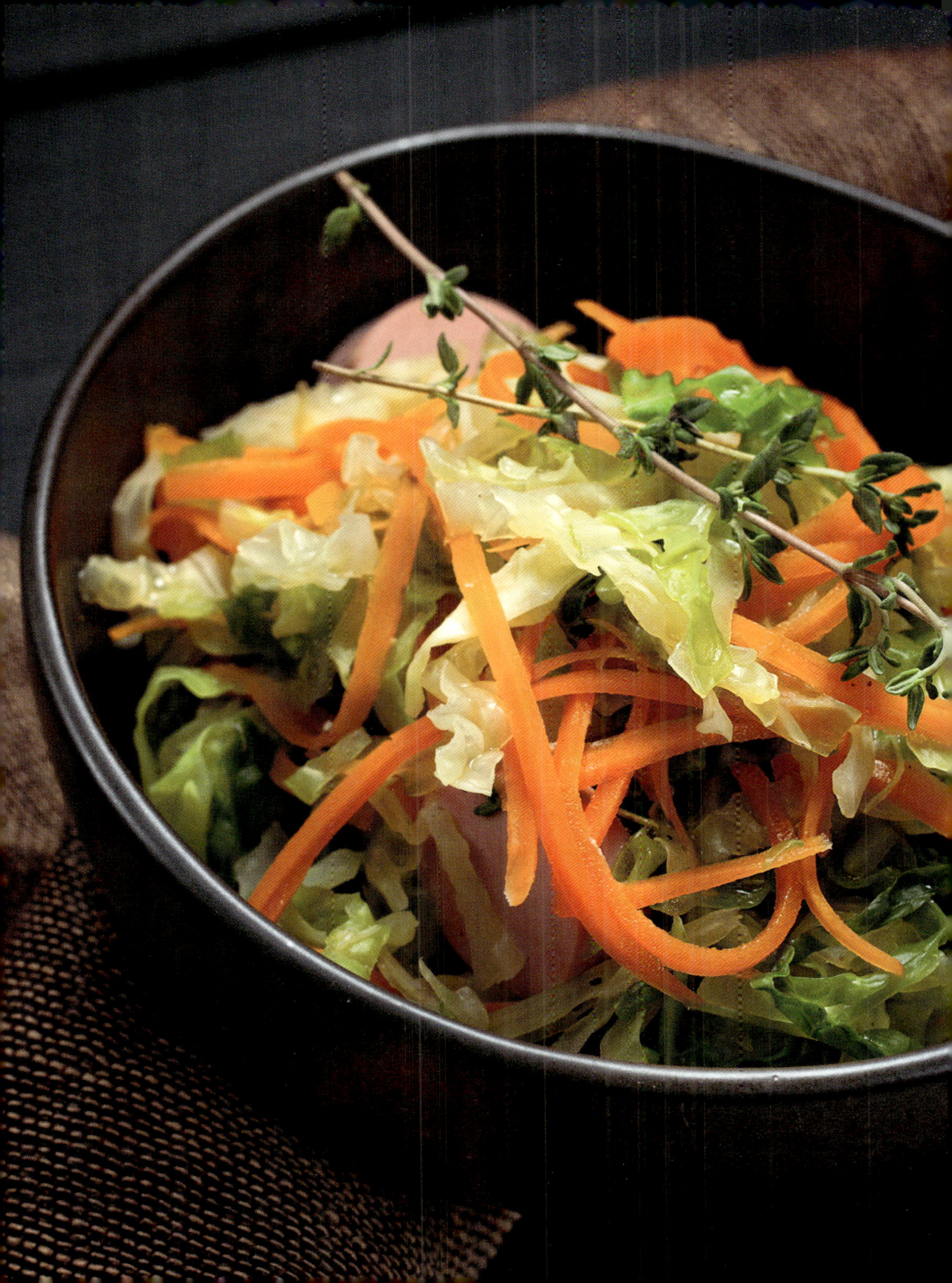

Mittagessen

Gebratener Tofu mit Chiasamen und Wirsinggemüse

Zutaten für 2 Personen

- 250 g Tofu
- 1 EL Zitronensaft
- Salz
- frisch gemahlener schwarzer Pfeffer
- 2 EL Rapsöl
- 500 g Wirsingkohl
- 150 g Möhren
- 1 Zwiebel
- ⅛ l Brühe
- 1 EL Chiasamen (20 g)
- 1 TL Sesamsamen (10 g)
- 2 EL Sahne
- 1 EL körniger Senf

Zubereitung

- Den Tofu in 4 Stücke schneiden. Zitronensaft, Salz, Pfeffer und 1 EL Öl verrühren und über den Tofu gießen.

- Den Wirsing putzen, waschen und in Streifen schneiden. Die Möhren putzen und in Scheiben schneiden. Die Zwiebel schälen, fein würfeln und im restlichen Öl andünsten. Den Wirsing dazugeben und 2–3 Minuten anbraten. Mit der Brühe ablöschen und 10 Minuten garen. Die Möhren hinzufügen und weitere etwa 10 Minuten garen.

- Den Tofu in einer beschichteten Pfanne etwa 5 Minuten braten. Die Chiasamen und die Sesamsamen goldbraun rösten. Die Sahne und den Senf zum Gemüse geben, mit Salz und Pfeffer abschmecken. Den Tofu mit den Samen darauf anrichten.

Pro Person: ca. 420 Kalorien, 29 g Eiweiß, 30 g Fett, 16 g Kohlenhydrate, 13 g Ballaststoffe

Abendessen

Minestrone mit Löwenzahnpesto

Zutaten für 2 Personen

- 250 g Tomaten
- 250 g grüne Bohnen
- 1 Fenchelknolle
- 1 Zwiebel
- 1 Knoblauchzehe
- 1 EL Rapsöl
- 50 g tiefgefrorene Erbsen
- 1 EL gehackter Rosmarin
- Salz
- frisch gemahlener schwarzer Pfeffer
- ½ l Gemüsebrühe
- 5 junge Blätter Löwenzahn
- 2 EL gehackte Petersilie
- 30 g geriebener Parmesan
- 1 EL Zitronensaft
- 2 EL Olivenöl

Zubereitung

- Die Tomaten häuten und grob hacken. Die Bohnen, putzen, waschen und halbieren. Den Fenchel putzen, waschen und in Streifen schneiden.
- Die Zwiebel und den Knoblauch schälen, fein würfeln und im heißen Rapsöl andünsten. Das vorbereitete Gemüse und die Erbsen dazugeben, andünsten und mit Rosmarin, Salz und Pfeffer würzen. Die Brühe (bis auf 2 EL) dazugießen, aufkochen und etwa 15 Minuten köcheln lassen.
- Den Löwenzahn waschen, trocken tupfen, hacken und in einen Rührbecher hineingeben. Die restlichen Zutaten und die Brühe dazugeben und mit dem Stabmixer fein pürieren. Mit Salz und Pfeffer abschmecken. Das Pesto zu der Minestrone reichen.

Pro Person: ca. 390 Kalorien, 16 g Eiweiß, 34 g Fett, 20 g Kohlenhydrate, 10 g Ballaststoffe

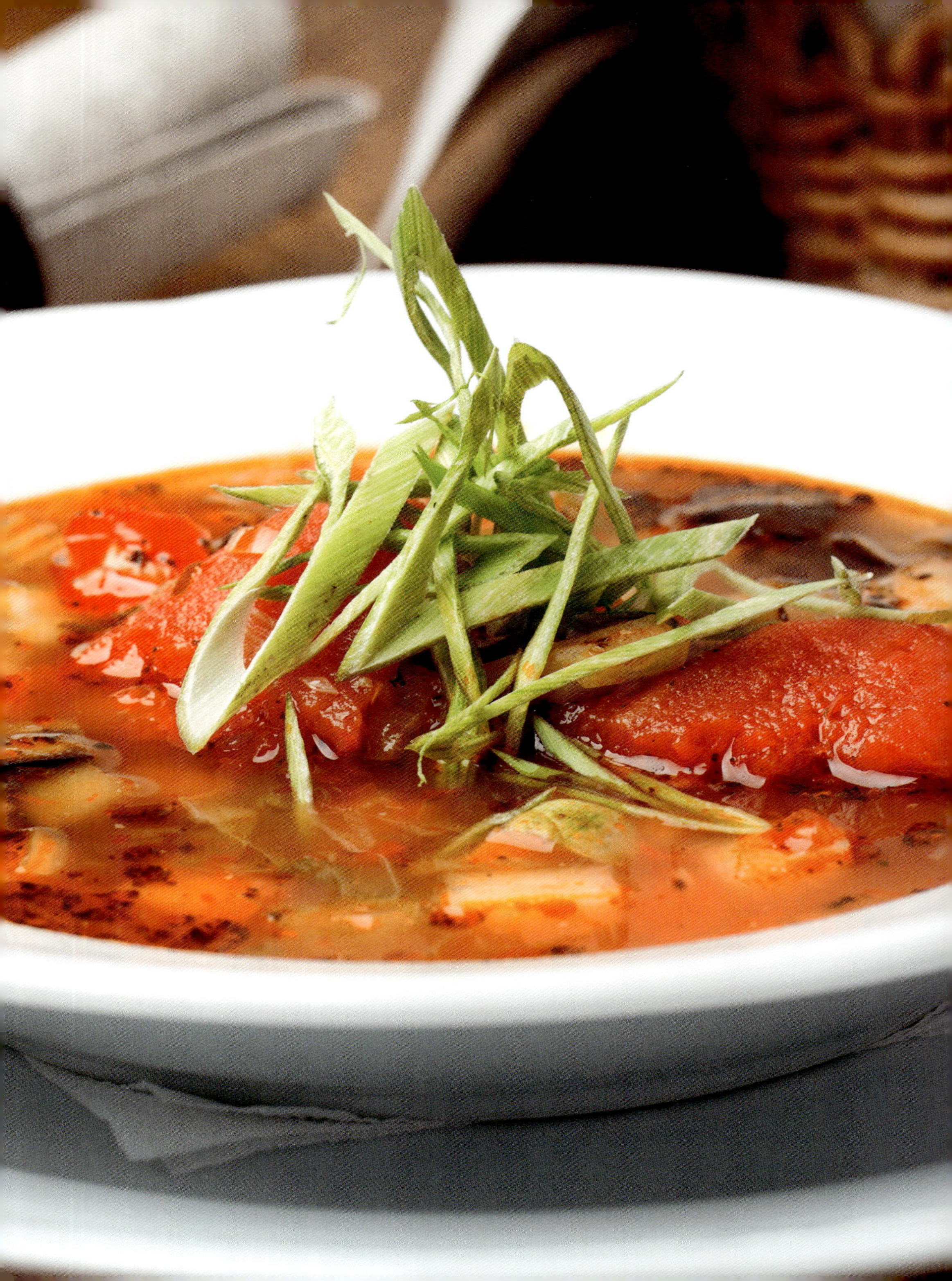

Frühstück

Lachs-Sandwich mit Ei

Zutaten für 2 Personen

- 2 Eier
- 50 g Vollmilchjoghurt
- Salz
- frisch gemahlener schwarzer Pfeffer
- 1 TL gehackter Dill
- 100 g Salatgurke
- 50 g Endiviensalat
- 2 Scheiben Mehrkornbrot
- 4 Scheiben Graved Lachs (à 30 g)

Zubereitung

- Die Eier hart kochen, pellen und in Scheiben schneiden. Joghurt, Salz, Pfeffer und Dill glatt rühren. Die Gurke schälen und in Scheiben schneiden. Den Endiviensalat putzen, waschen und etwas klein schneiden.

- Die Brotscheiben mit dem Joghurt bestreichen. Den Salat darauf verteilen. Mit dem Lachs und den Eischeiben belegen.

Pro Person: ca. 380 kcal, 27 g Eiweiß, 17 g Fett, 28 g Kohlenhydrate, 8 g Ballaststoffe

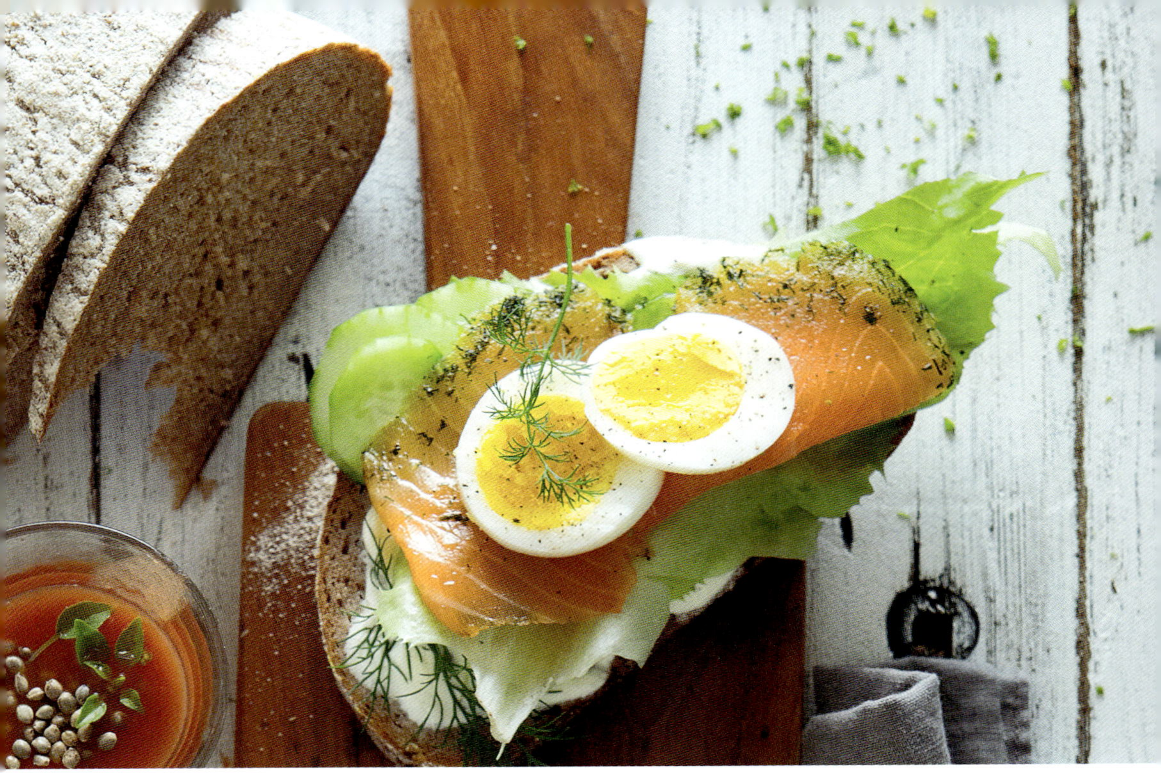

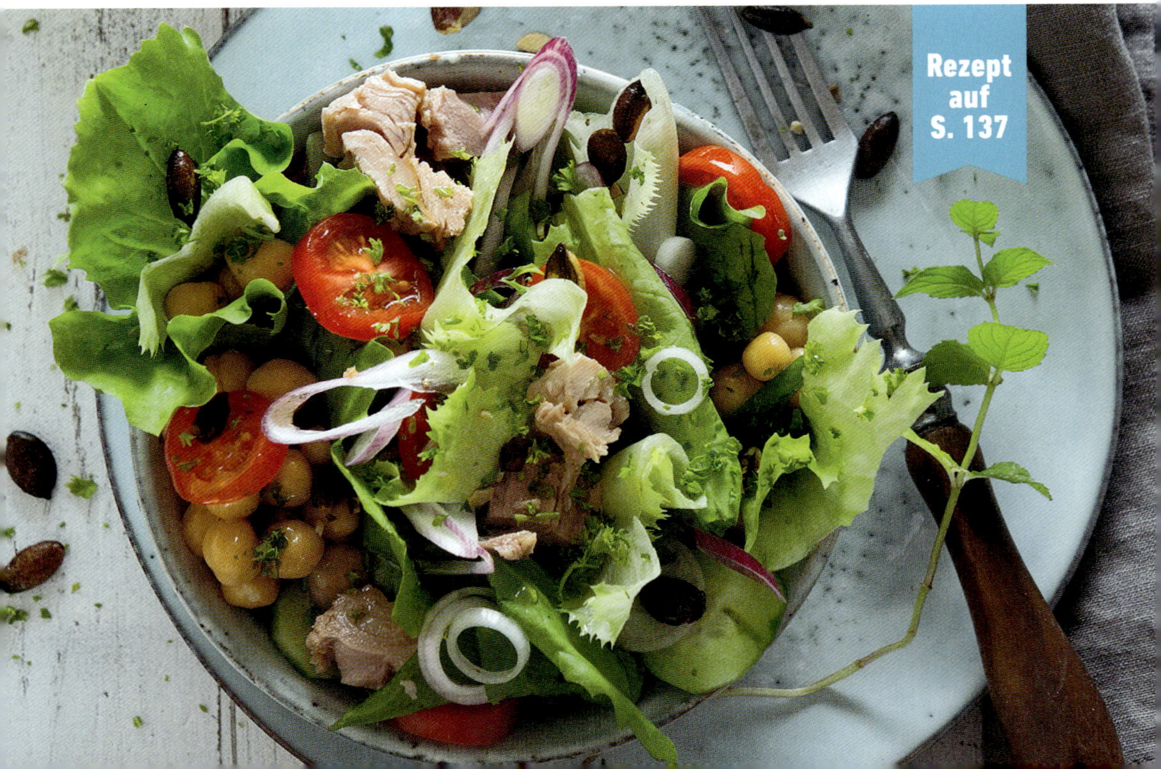

Rezept auf S. 137

Mittagessen

Heilbuttfilet in Kokossauce

Zutaten für 2 Personen

- 400 g schwarzes Heilbuttfilet
- Salz
- frisch gemahlener schwarzer Pfeffer
- 200 g Zuckerschoten
- 200 g Möhren
- 1 Paprikaschote
- 1 Zwiebel
- 1 EL Rapsöl
- 1 TL gelbe Currypaste
- 100 ml Gemüsebrühe
- 150 ml ungesüßte Kokosmilch
- 1–2 TL Zitronensaft

- **Tipp:** Das Heilbuttfilet kann auch gegen Kabeljau oder Seelachs ausgetauscht werden. Übrigens, Kokosmilch lässt sich sehr gut einfrieren, dann bei Bedarf portionsweise verwenden.

Zubereitung

- Das Heilbuttfilet waschen, trocken tupfen, in 4 gleich große Stücke schneiden und mit Salz und Pfeffer würzen.

- Die Zuckerschoten putzen und waschen. Die Möhren putzen und in Scheiben schneiden. Die Paprika putzen, waschen und in Stücke schneiden. Die Zwiebel schälen, fein würfeln und im heißen Öl in einer großen Pfanne andünsten. Die Möhren dazugeben und 2 Minuten andünsten. Die Paprika und die Zuckerschoten hinzufügen, andünsten. Die Currypaste untermischen. Mit der Brühe und der Kokosmilch ablöschen und etwa 5 Minuten garen.

- Das Gemüse mit Salz, Pfeffer und Zitronensaft abschmecken. Das Fischfilet darauflegen und zugedeckt 8–10 Minuten garen.

Pro Person: ca. 450 kcal, 44 g Eiweiß, 23 g Fett, 14 g Kohlenhydrate, 60 g Ballaststoffe

Abendessen

Kichererbsensalat mit Thunfisch

Zutaten für 2 Personen

- 250 g Kirschtomaten
- 2 Lauchzwiebeln
- 50 g Endiviensalat
- 150 g Kichererbsen aus der Dose
- 1 Dose Thunfisch naturell (150 g Abtropfgewicht)
- ½ Bund Minze
- 1 Knoblauchzehe
- 2 EL Zitronensaft
- 5 EL Gemüsebrühe
- 1 EL Weißweinessig
- Salz
- frisch gemahlener schwarzer Pfeffer
- 2 EL Olivenöl
- 20 g Kürbiskerne

Zubereitung

- Die Tomaten waschen und in Scheiben schneiden. Die Lauchzwiebeln putzen, waschen und in feine Ringe schneiden. Den Endiviensalat putzen, waschen und klein schneiden. Die Kichererbsen abgießen, mit kaltem Wasser abspülen und abtropfen lassen. Den Thunfisch abgießen und etwas zerpflücken. Die Minze waschen, trocken tupfen und fein hacken.

- Alle vorbereiteten Zutaten mischen. Die Knoblauchzehe schälen und fein hacken. Zitronensaft, Brühe, Essig, Salz, Pfeffer, Knoblauch und Öl verrühren. Über den Salat geben. Abschmecken. Mit den Kürbiskernen bestreuen.

- **Tipp:** Anstelle von Kichererbsen können auch weiße Bohnen verwendet werden.

Pro Person: ca. 360 Kalorien, 28 g Eiweiß, 18 g Fett, 20 g Kohlenhydrate, 7 g Ballaststoffe

Frühstück

Ziegenkäse mit Melone und Radicchio

Zutaten für 2 Personen

- 300 g Wassermelonen-fruchtfleisch
- 1 Paprikaschote
- 50 g Radicchio
- 2 EL Limettensaft
- Salz
- frisch gemahlener schwarzer Pfeffer
- 1 EL Leinöl
- 20 g Sesamsamen
- 10 g Chiasamen
- 100 g Ziegenkäserolle
- 30 g Serranoschinken in dünnen Scheiben

Zubereitung

- Das Melonenfruchtfleisch in Spalten schneiden. Die Paprikaschote putzen, waschen und würfeln. Den Radicchio putzen, waschen und in Streifen schneiden. Alle vorbereiteten Zutaten mischen. Limettensaft, Salz, Pfeffer und Öl verrühren, über den Salat geben und etwa 15 Minuten durchziehen lassen.

- Den Sesam und die Chiasamen mischen. Den Ziegenkäse in Scheiben schneiden und in der Sesam-Chiasamen-Mischung wälzen. Auf dem Salat anrichten. Den Schinken in Streifen schneiden und darüberstreuen.

Pro Person: ca. 390 kcal, 19 g Eiweiß, 27 g Fett, 16 g Kohlenhydrate, 5 g Ballaststoffe

Mittagessen

Kartoffelcurry mit Putenbrust

Zutaten für 2 Personen

- 400 g festkochende Kartoffeln
- 100 Zuckerschoten
- 200 g Möhren
- 1 Knoblauchzehe
- 1 Zwiebel
- 1 Stück Ingwer (10 g)
- 300 g Putenbrustfilet
- 1 EL Rapsöl
- Salz
- frisch gemahlener schwarzer Pfeffer
- ½ TL Currypulver
- 1 Messerspitze Zimtpulver
- 200 ml Gemüsebrühe
- 1 Becher Vollmilchjoghurt (150 g)
- 2 EL gehackte Minze

Pro Person: ca. 440 kcal, 44 g Eiweiß, 11 g Fett, 37 g Kohlenhydrate, 6 g Ballaststoffe

Zubereitung

- Die Kartoffeln schälen, waschen und in Würfel schneiden. Die Zuckerschoten putzen, waschen und schräg halbieren. Die Möhren putzen und in Scheiben schneiden. Den Knoblauch, die Zwiebel und den Ingwer schälen und würfeln.

- Das Putenbrustfilet waschen, trocken tupfen und in kleine Stücke schneiden. Das Öl erhitzen und das Fleisch etwa 3 Minuten anbraten. Mit Salz, Pfeffer und Curry würzen. Herausnehmen.

- Das Gemüse im Bratfett unter Rühren anbraten. Mit Salz, Pfeffer und Zimt würzen. Mit der Brühe ablöschen und etwa 10 Minuten köcheln lassen. Das Fleisch untermischen und weitere etwa 5 Minuten köcheln lassen.

- Den Joghurt und die Minze verrühren. Mit Salz und Pfeffer abschmecken. Den Dip zum Kartoffelcurry reichen.

Abendessen

Lauwarmes Auberginengemüse mit Tofu

Zutaten für 2 Personen

- 1 Aubergine (300 g)
- 1 Paprikaschote
- 1 Stange Staudensellerie
- 1 Schalotte
- 1 Knoblauchzehe
- 3 EL Olivenöl
- Salz
- frisch gemahlener schwarzer Pfeffer
- 2–3 EL Gemüsebrühe
- 30 g schwarze entsteinte Oliven
- 1 TL eingelegter grüner Pfeffer
- 1–2 EL Aceto balsamico
- 2 EL gehacktes Basilikum
- 150 g Tofu
- 20 g Sesamsamen

Pro Person: ca.
360 kcal, 17 g Eiweiß, 27 g Fett, 10 g Kohlenhydrate, 7 g Ballaststoffe

Zubereitung

- Aubergine und Paprikaschote putzen, waschen und in Stücke schneiden. Den Staudensellerie putzen, waschen und in dünne Scheiben schneiden. Schalotte und Knoblauch schälen und in feine Streifen schneiden.

- Auberginen in 1 EL heißem Öl anbraten. Mit Salz und Pfeffer würzen. Herausnehmen. 1 EL Öl in der Pfanne erhitzen. Schalotte und Knoblauch darin anbraten. Staudensellerie und Paprika dazugeben, würzen und 10 Minuten dünsten. Zwischendurch die Brühe dazugeben.

- Oliven, grünen Pfeffer und Aceto balsamico zum Gemüse geben und weitere 10 Minuten dünsten. Basilikum untermischen und abschmecken. Alles in eine Schüssel geben und etwas abkühlen lassen.

- Tofu in Stücke schneiden und im restlichen heißen Öl etwa 5 Minuten braten, dann auf dem Gemüse anrichten. Mit Sesam bestreuen.

Frühstück

Mandarinen-Grapefruit-Salat

Zutaten für 2 Personen

- 2 Mandarinen
- 1 Pink Grapefruit
- 250 g Vollmilchjoghurt
- 100 g Speisequark (20 % Fett)
- 2 EL Orangensaft
- etwas Vanillepulver
- 40 g Pistazienkerne
- 20 g Cornflakes ohne Zucker

Zubereitung

- Die Mandarinen pellen und in einzelne Spalten zerteilen. Die Grapefruit so dick schälen, dass die weiße Haut mit entfernt wird. Die Filets zwischen den Trennwänden herausschneiden, den Saft dabei auffangen und in Stücke schneiden. Beides mischen.

- Joghurt, Quark, Orangensaft und Vanillepulver verrühren. Auf dem Obst anrichten und die Pistazien und die Cornflakes darübergeben.

Pro Person: ca. 380 kcal, 17 g Eiweiß, 18 g Fett, 34 g Kohlenhydrate, 5 g Ballaststoffe

Mittagessen

Sojawürziges Hähnchenbrustfilet

Zutaten für 2 Personen

- 400 g Hähnchenbrustfilet
- 1 Knoblauchzehe
- 1 Chilischote
- 4 EL Sojasauce
- 3 Zwiebeln
- 1 Zucchini
- 100 g Mungobohnensprossen
- 2 EL Rapsöl
- Salz
- 5–7 EL Hühnerbrühe
- 30 g Cashewkerne

Pro Person: ca. 460 kcal, 56 g Eiweiß, 21 g Fett, 11 g Kohlenhydrate, 4 g Ballaststoffe

Zubereitung

- Hähnchenbrustfilet waschen, trocken tupfen, in dünne Scheiben schneiden und in eine Schüssel geben. Die Knoblauchzehe schälen und sehr fein hacken. Die Chilischote längs halbieren, nach Wunsch entkernen, waschen und sehr fein schneiden. Beides in die Sojasauce geben und verrühren. Das Fleisch darin etwa 1 Stunde marinieren.

- Die Zwiebeln schälen, halbieren und in Scheiben schneiden. Die Zucchini putzen, waschen und in Streifen schneiden. Die Sprossen waschen und gut abtropfen lassen.

- Das Fleisch aus der Marinade nehmen, abtropfen lassen und in 1 EL Öl erhitzen, etwa 2 Minuten braten.

- Das restliche Öl in dem Bratfett erhitzen und das Gemüse darin etwa 3 Minuten braten. Mit etwas Salz würzen. Mit der Marinade und der Brühe ablöschen, aufkochen und das Hähnchenfleisch untermischen. Abschmecken. Mit den Cashewkernen bestreuen.

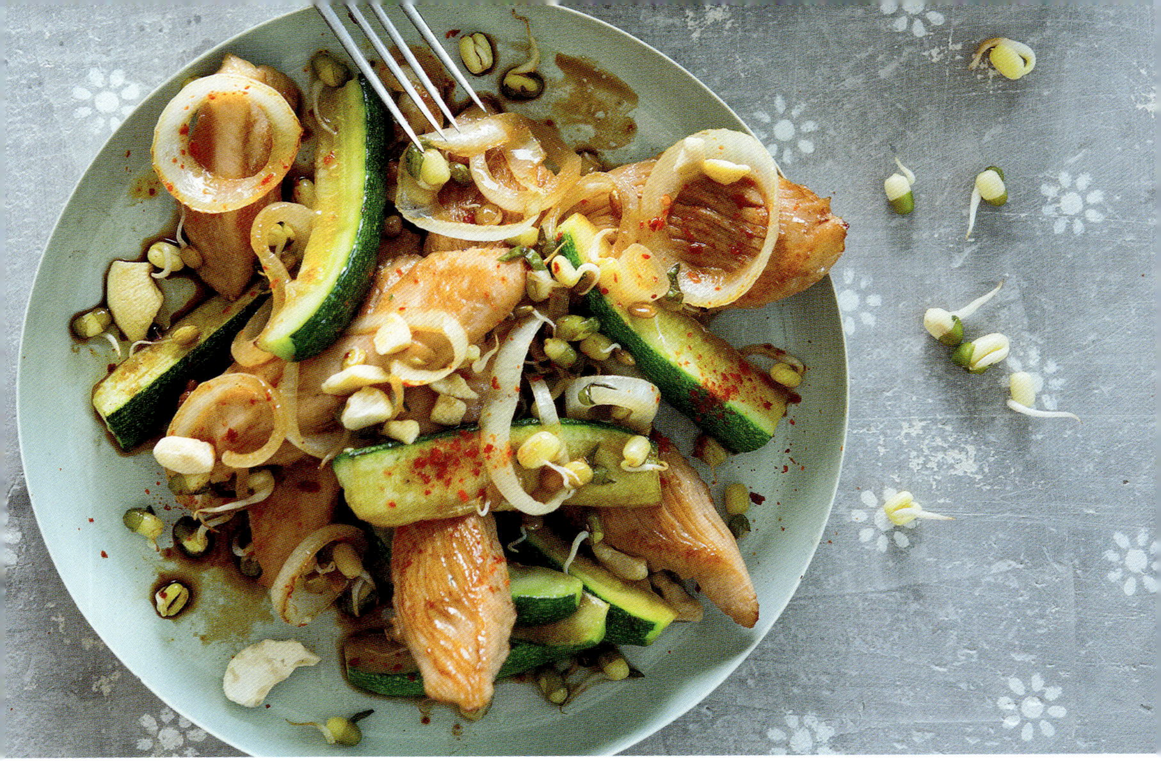

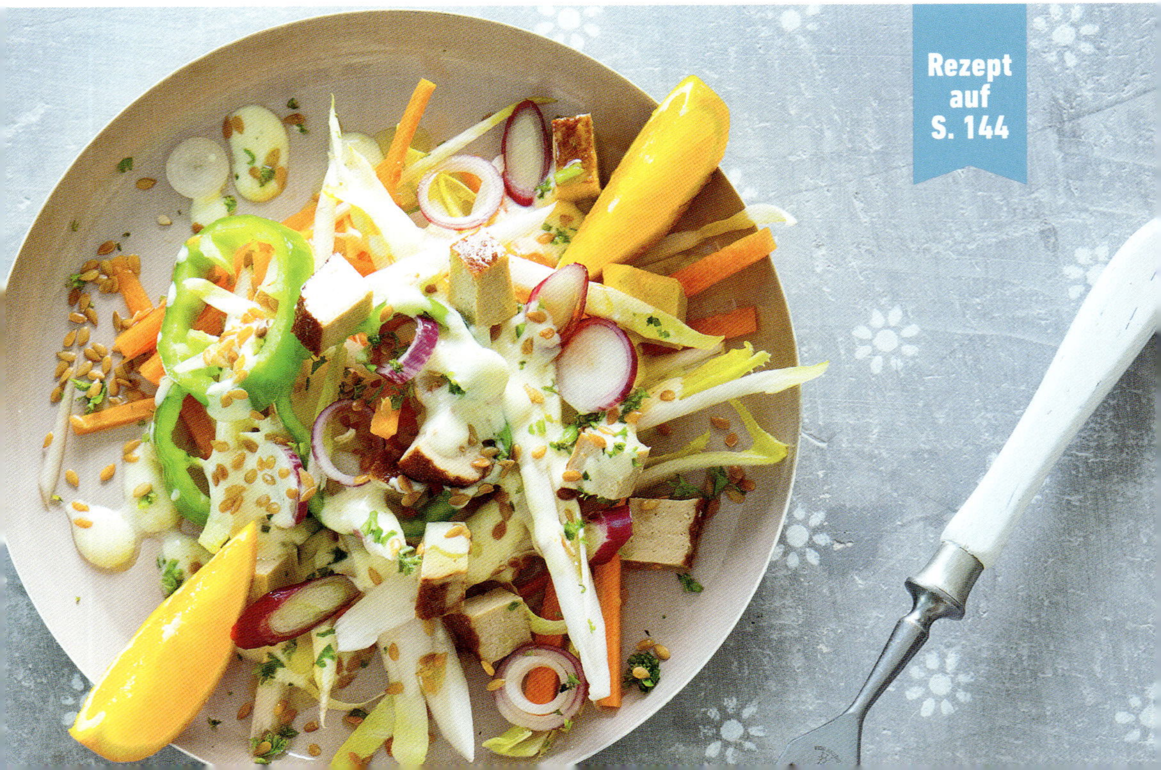

Rezept auf S. 144

Abendessen

Möhren-Sprossen-Salat mit Tofu

Zutaten für 2 Personen

- 250 g Möhren
- 200 g Mungobohnensprossen
- 1 (rote) Lauchzwiebel
- 1 Staude Chicorée
- 1 Becher Vollmilchjoghurt (150 g)
- 1 EL Orangensaft
- 1 TL Currypulver
- Salz
- frisch gemahlener schwarzer Pfeffer
- 1 EL gehackte Petersilie
- 200 g Räuchertofu
- 1 EL Rapsöl
- 2 EL Leinsamen

Zubereitung

- Die Möhren putzen und in feine Stifte schneiden. Die Sprossen waschen und gut abtropfen lassen. Die Lauchzwiebel putzen, waschen und in feine Ringe schneiden. Den Chicorée putzen, waschen und in Streifen schneiden. Die vorbereiteten Zutaten mischen.
- Joghurt, Orangensaft, Curry, Salz, Pfeffer und Petersilie verrühren. Abschmecken. Über den Salat geben und mischen.
- Den Tofu in Würfel schneiden und in der Pfanne im heißen Öl etwa 3 Minuten braten. Auf dem Salat anrichten. Mit den Leinsamen bestreuen.

Pro Person: ca. 340 Kalorien, 25 g Eiweiß, 18 g Fett, 18 g Kohlenhydrate, 9 g Ballaststoffe

Frühstück

Tomaten-Smoothie und Spiegelei

Zutaten für 2 Personen

- 400 g Tomaten
- 200 g Salatgurke
- 1 Lauchzwiebel
- 20 g Hanfsamen
- 1 EL Leinöl
- Salz
- Cayennepfeffer
- etwas Mineralwasser (optional)
- 1 Zucchini
- 20 g Butter
- frisch gemahlener schwarzer Pfeffer
- 3 Scheiben gekochter Schinken (à 20 g)
- 4 Eier

Zubereitung

- Die Tomaten waschen, in Stücke schneiden und dabei die Stielansätze entfernen. Die Gurke schälen, längs halbieren und die Kerne herauskratzen. Die Gurke klein schneiden. Die Lauchzwiebel putzen, waschen und in Stücke schneiden. Das vorbereitete Gemüse, die Hanfsamen und das Öl in einen Mixer geben und fein pürieren. Mit Salz und Cayennepfeffer abschmecken. Eventuell noch etwas Mineralwasser unterrühren.

- Die Zucchini putzen, waschen, in dünne Scheiben schneiden und in der heißen Butter etwa 3 Minuten braten. Mit Salz und Pfeffer würzen. Den Schinken in Streifen schneiden, dazugeben und kurz mitbraten. Die Eier darauf aufschlagen und zu Spiegeleiern braten. Den Smoothie dazu trinken.

Pro Person: ca. 410 kcal, 24 g Eiweiß, 28 g Fett, 12 g Kohlenhydrate, 7 g Ballaststoffe

Mittagessen

Thunfischsteak mit Gemüse-Kartoffel-Püree

Zutaten für 2 Personen

- 250 g vorwiegend festkochende Kartoffeln
- 150 g Pastinaken
- Salz
- 1 Zucchini
- 2 TL Olivenöl
- 20 g getrocknete Tomaten
- 1 Knoblauchzehe
- frisch gemahlener schwarzer Pfeffer
- 50 ml heiße Milch (fettarm)
- 2 Thunfischsteaks (à 125 g)
- 1 Zweig Thymian

Zubereitung

- Die Kartoffeln schälen, waschen und in Stücke schneiden. Die Pastinaken schälen und in Stücke schneiden. Beides in gesalzenem Wasser etwa 20 Minuten kochen.
- Die Zucchini putzen, waschen, vierteln und in 1 TL heißem Öl etwa 10 Minuten dünsten. Die getrockneten Tomaten fein würfeln. Die Knoblauchzehe schälen und fein würfeln. Die Tomaten und den Knoblauch zur Zucchini geben und kurz mitdünsten. Mit Salz und Pfeffer würzen.
- Die Pastinaken-Kartoffel-Mischung abgießen, das Kochwasser dabei auffangen und die Masse grob zerdrücken. Die heiße Milch und etwas Kochwasser untermischen. Die Zucchini untermischen. Abschmecken.
- Den Thunfisch waschen, trocken tupfen und mit Salz und Pfeffer würzen. Das restliche Öl in einer beschichteten Pfanne erhitzen und den Thunfisch darin von jeder Seite 1 Minute braten. Den Thymian mitbraten.

Pro Person: ca. 460 kcal, 32 g Eiweiß, 26 g Fett, 26 g Kohlenhydrate, 4 g Ballaststoffe

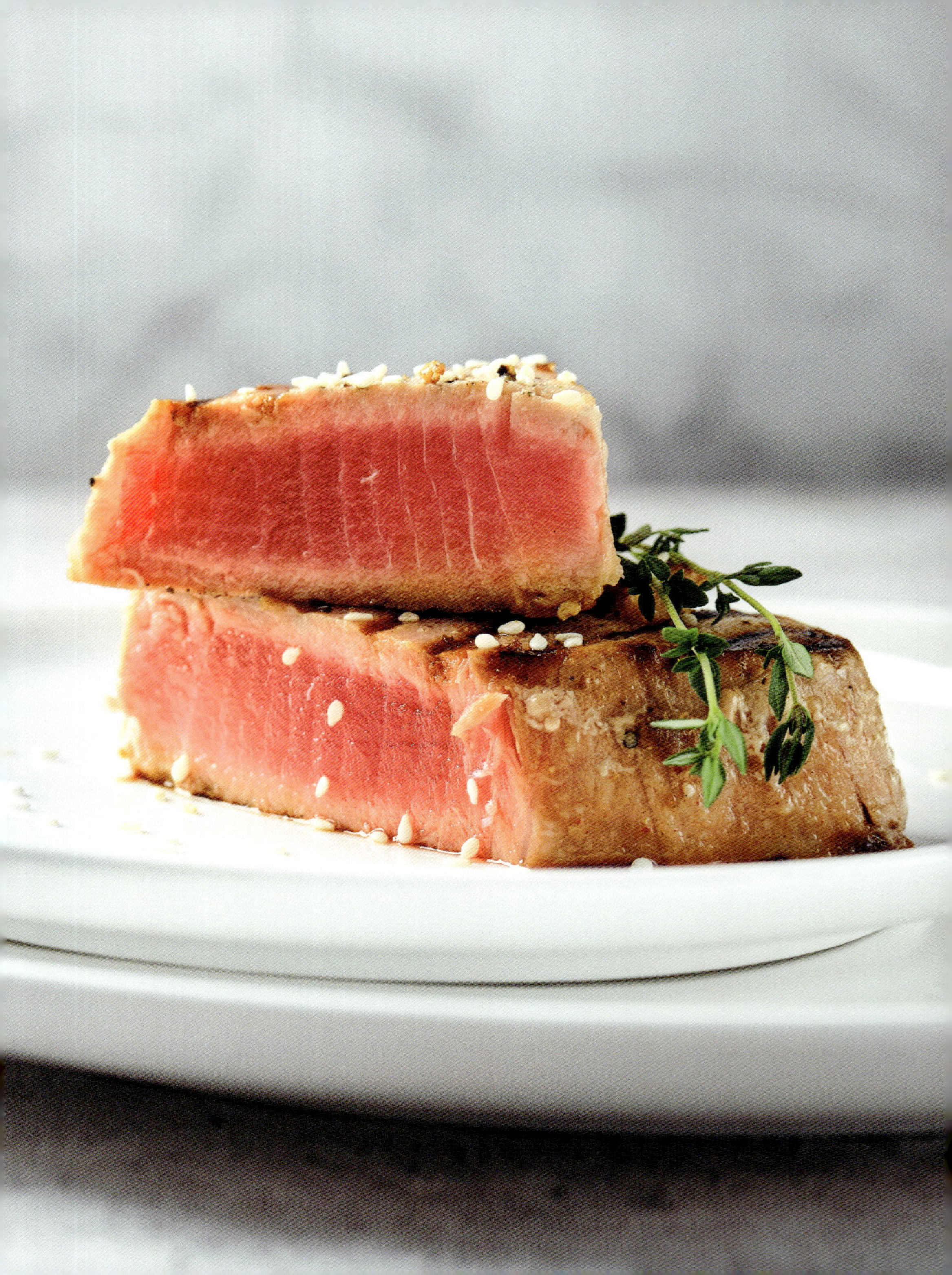

Abendessen

Radieschen-Carpaccio mit Wildkräutern und Ziegenkäse

Zutaten für 2 Personen

- 100 g Wildkräuter (z. B. Giersch und Beinwell)
- 1 Kohlrabi
- 1 Bund Radieschen
- 1 Apfel
- 2 EL Himbeeressig
- Salz
- frisch gemahlener schwarzer Pfeffer
- 1 TL süßer Senf
- 3 EL Gemüsebrühe
- 2 EL Olivenöl
- 2 Ziegenfrischkäsetaler (Picandou à 40 g)
- 10 g gehackte Mandeln

Zubereitung

- Die Wildkräuter waschen und trocken schleudern. Den Kohlrabi putzen und in sehr dünne Scheiben schneiden. Die Radieschen putzen, waschen und in dünne Scheiben. Den Apfel schälen, vierteln, entkernen und in Spalten schneiden.
- Alle vorbereiteten Zutaten abwechselnd auf 2 Teller schichten. Die Wildkräuter darübergeben. Himbeeressig, Salz, Pfeffer, Senf, Brühe und Öl verrühren. Abschmecken. Über den Salat geben.
- Jeweils 1 Käsetaler pro Portion auf den Salat setzen und mit den Mandeln bestreuen.

Pro Person: ca. 320 kcal, 14 g Eiweiß, 26 g Fett, 16 g Kohlenhydrate, 6 g Ballaststoffe

Frühstück

Basilikum-Rührei mit Krabben

Zutaten für 2 Personen

- 1 Paprikaschote
- 1 Lauchzwiebel
- 4 Eier
- 5 EL Milch
- Salz
- frisch gemahlener schwarzer Pfeffer
- 2 EL gehacktes Basilikum
- 20 g Butter
- 50 g tiefgefrorene Erbsen
- 150 g Nordseekrabbenfleisch
- 20 g Amaranth

Zubereitung

- Die Paprikaschote putzen, waschen und in Streifen schneiden. Die Lauchzwiebel putzen, waschen und in feine Ringe schneiden. Eier, Milch, Salz, Pfeffer und Basilikum verquirlen.

- Die Butter in einer beschichteten Pfanne erhitzen. Die Lauchzwiebel und die Erbsen darin kurz andünsten. Die Eiermasse hineingeben und ein Rührei zubereiten. Dafür die Masse immer wieder zusammenschieben, sobald sie gestockt ist. Das Krabbenfleisch daraufgeben und kurz erwärmen. Mit dem Amaranth bestreuen. Die Paprikastreifen dazu essen.

Pro Person: ca. 380 kcal, 31 g Eiweiß, 21 g Fett, 17 g Kohlenhydrate, 4 g Ballaststoffe

Mittagessen

Lamm-Gemüse-Spieße mit Petersiliendip

Zutaten für 2 Personen

- 4 Lammfilets (à ca. 60 g)
- 4 kleine Champignons
- 2 lange grüne Peperoni
- 1 Zucchini
- 2 EL Olivenöl
- 2 EL Zitronensaft
- Salz
- frisch gemahlener schwarzer Pfeffer
- 1 EL gehackter Rosmarin
- 1 Knoblauchzehe
- 2 große Kartoffeln (à ca. 200 g)
- 2 junge Löwenzahnblätter
- 200 g Speisequark (20 % Fett)
- 3 EL gehackte Petersilie

Pro Person: ca. 460 kcal, 45 g Eiweiß, 16 g Fett, 31 g Kohlenhydrate, 5 g Ballaststoffe

Zubereitung

- Die Lammfilets halbieren. Die Champignons putzen und ganz lassen. Die Peperoni waschen und jeweils in 3 Stücke schneiden. Die Zucchini putzen, waschen und in 6–8 Scheiben schneiden. Alle Zutaten abwechselnd auf 4 Spieße stecken und in eine flache Schüssel legen. Öl, Zitronensaft, Salz, Pfeffer und Rosmarin verrühren. Die Knoblauchzehe schälen und dazudrücken. Über die Spieße verteilen und abgedeckt 1 Stunde marinieren.

- Die Kartoffeln waschen und mit Schale in etwa 25 Minuten gar kochen.

- Den Löwenzahn waschen, trocken tupfen und hacken. Den Quark, die Petersilie und den Löwenzahn verrühren. Mit Salz und Pfeffer abschmecken.

- Die Spieße abtropfen lassen und in einer beschichteten Grillpfanne 8–10 Minuten braten. Die Kartoffeln abgießen, abdämpfen lassen und pellen. Alles anrichten.

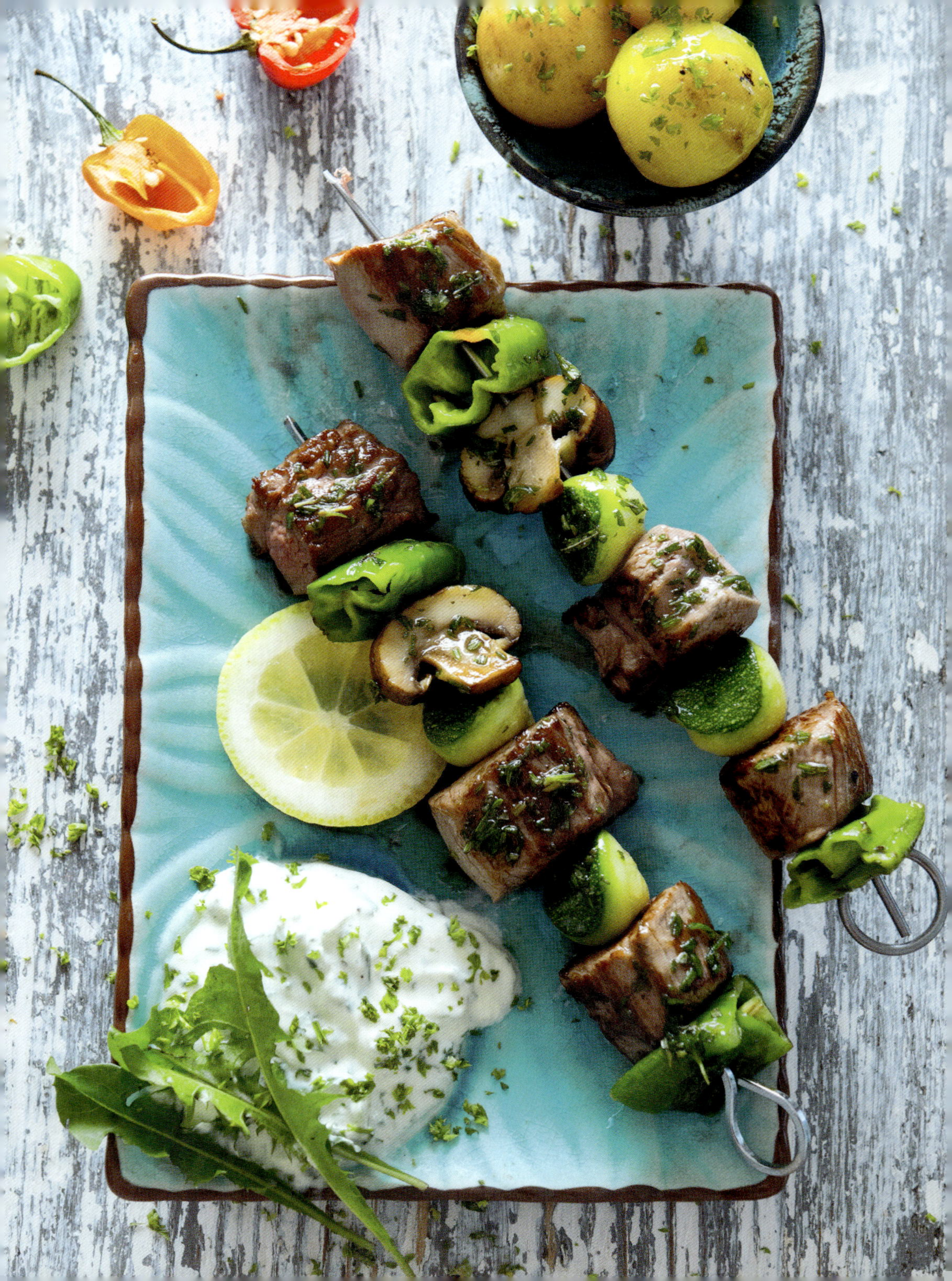

Abendessen

Artischocken-Quinoa-Salat mit Pute

Zutaten für 2 Personen

- 30 g Quinoa
- Salz
- 1 Dose Artischockenherzen (240 g Abtropfgewicht)
- 1 Paprikaschote
- 2 EL gehackte Petersilie
- 2 EL Obstessig
- 3 EL Brühe
- 2 TL Rapsöl
- 1 TL mittelscharfer Senf
- frisch gemahlener schwarzer Pfeffer
- 1 Schalotte
- 1 Knoblauchzehe
- 2 kleine Putenschnitzel (à 125 g)
- 30 g gehobelter Parmesan

Pro Person: ca.
340 Kalorien, 41 g Eiweiß, 12 g Fett, 15 g Kohlenhydrate, 15 g Ballaststoffe

Zubereitung

- Quinoa in 70 ml kochendes Salzwasser geben und ausquellen lassen. In eine Schüssel geben und abkühlen lassen.

- Artischocken abtropfen lassen und etwas kleiner schneiden. Paprikaschote putzen, waschen und in Würfel schneiden. Quiona, Artischocken, Paprika und Petersilie mischen. Essig, Brühe, 1 TL Öl, Senf, Salz und Pfeffer verrühren. Schalotte und Knoblauchzehe schälen, fein hacken und unterrühren. Über den Salat geben und mischen.

- Putenschnitzel waschen, trocken tupfen, mit Salz und Pfeffer würzen und im restlichen heißen Öl etwa 6 Minuten braten. Herausnehmen, auf dem Salat anrichten und mit Parmesan bestreuen.

- **Tipp:** Statt Pute kann man auch Austernpilze in derselben Menge verwenden und diese in der Pfanne scharf anbraten.

Frühstück

Dinkelbrötchen mit Käsecreme

Zutaten für 2 Personen

- 150 g reifer Camembert (30 % Fett i. Tr.)
- 60 g Speisequark
- 1 Schalotte
- 20 g Chiasamen
- Salz
- frisch gemahlener schwarzer Pfeffer
- gemahlener Kümmel
- 1 Bund Radieschen
- 2 Dinkelbrötchen
- 1 EL Schnittlauchröllchen

Zubereitung

- Den Camembert klein schneiden und mit einer Gabel zerdrücken. Den Quark untermischen. Die Schalotte schälen, fein hacken und unter die Käsemasse mischen. Die Chiasamen dazugeben. Mit Salz, Pfeffer und Kümmel abschmecken.

- Die Radieschen putzen, waschen und in Scheiben schneiden. Die Brötchen halbieren und die Hälften mit der Käsecreme bestreichen. Mit den Radieschen belegen und mit dem Schnittlauch bestreuen.

Pro Person: ca. 390 kcal, 30 g Eiweiß, 17 g Fett, 26 g Kohlenhydrate, 7 g Ballaststoffe

Mittagessen

Tofupfanne mit Erbsen und Cashewkernen

Zutaten für 2 Personen

- 300 g Tofu
- 1 Chilischote
- ½ TL Kurkuma
- Salz
- 1 EL Sojasauce
- 1 EL Zitronensaft
- 150 g Champignons
- 250 g Chinakohl
- 2 Lauchzwiebeln
- 1 Knoblauchzehe
- 2 EL Rapsöl
- 75 g tiefgefrorene Erbsen
- frisch gemahlener schwarzer Pfeffer
- 150 ml Brühe
- 30 g Cashewkerne

Pro Person: ca. 460 kcal, 34 g Eiweiß, 28 g Fett, 17 g Kohlenhydrate, 9 g Ballaststoffe

Zubereitung

- Den Tofu in Scheiben schneiden und in eine flache Schale legen. Die Chilischote längs halbieren, den Stielansatz und die Kerne entfernen. Die Hälften waschen und fein hacken. Chili, Kurkuma, Salz, Sojasauce und Zitronensaft verrühren. Über den Tofu geben und etwa 30 Minuten marinieren.

- Die Champignons putzen und in Scheiben schneiden. Den Chinakohl putzen, waschen und in Streifen schneiden. Die Lauchzwiebeln putzen, waschen und fein schneiden. Die Knoblauchzehe schälen und in dünne Scheiben schneiden.

- Die Lauchzwiebeln in 1 EL heißem Öl andünsten. Knoblauch, Champignons, Erbsen und Chinakohl dazugeben, kurz andünsten. Mit Salz und Pfeffer würzen. Die Brühe dazugießen und etwa 4 Minuten garen.

- Den Tofu im restlichen heißen Öl etwa 3 Minuten braten. Die Cashewkerne grob hacken, zum Tofu geben und kurz mitbraten.

Abendessen

Chicoréesalat mit Forellenfilet

Zutaten für 2 Personen

- 2 Stauden Chicorée
- 1 Apfel
- 300 g geräuchertes Forellenfilet
- 2 EL Sherryessig
- 2 EL Gemüsebrühe
- Salz
- frisch gemahlener schwarzer Pfeffer
- 1 TL geriebener Meerrettich (Glas)
- 1 EL Rapsöl
- 1 EL Dill
- 1 EL Hanfsamen (20 g)

Zubereitung

- Den Chicorée putzen, halbieren, den Strunk entfernen und klein schneiden. Den Apfel gründlich waschen, vierteln, entkernen und würfeln. Das Forellenfilet in kleine Stücke teilen. Alle vorbereiteten Zutaten mischen.

- Essig, Brühe, Salz, Pfeffer, Meerrettich, Öl und Dill verrühren, abschmecken und über den Salat geben. Mit den Hanfsamen bestreuen.

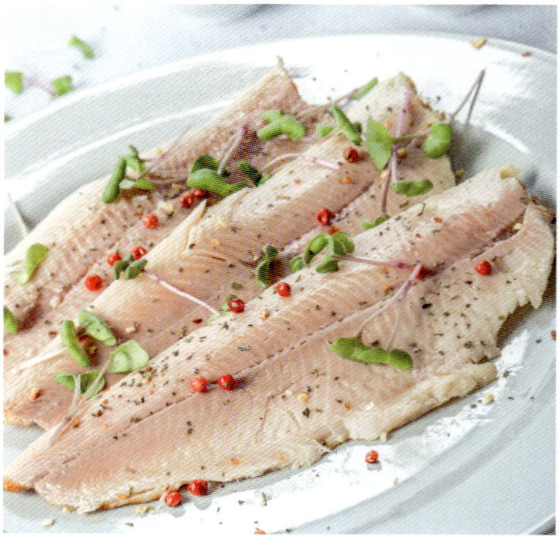

Pro Person: ca. 350 kcal, 40 g Eiweiß, 14 g Fett, 14 g Kohlenhydrate, 6 g Ballaststoffe

Frühstück

Joghurt mit Erdbeeren und Haferflocken

Zutaten für 2 Personen

- 250 g Erdbeeren
- 100 g Heidelbeeren
- 400 g griechischer Naturjoghurt (10 % Fett i. Tr.)
- 1 TL abgeriebene unbehandelte Limettenschale
- nach Wunsch flüssiges Stevia
- 1 EL Sesamsamen (20 g)
- 30 g Haferflocken

Zubereitung

- Die Erdbeeren waschen, putzen und halbieren. Die Heidelbeeren verlesen, waschen und trocken tupfen. Die Früchte auf 2 Schälchen verteilen. Den Joghurt mit der Limettenschale verrühren und nach Wunsch mit etwas Stevia süßen. Den Joghurt auf das Obst geben. Die Sesamsamen und die Haferflocken darüberstreuen.

Pro Person: ca. 400 kcal, 12 g Eiweiß, 27 g Fett, 27 g Kohlenhydrate, 7 g Ballaststoffe

HAFER ALS MEDIZIN?

Vor Entdeckung des Insulins 1921 waren Haferkuren Bestandteil der Diabetes-Therapie. Heute erlebt Hafer in der Ernährungstherapie des Diabetes Typ 2 eine Renaissance: Durch Hafertage versucht man, die Blutzuckerwerte und damit den Insulinbedarf zu senken. Der Grund für die positive Wirkung auf den Blutzuckerspiegel liegt wohl auch an den enthaltenen löslichen Ballaststoffen, den sogenannten Betaglucanen. Diese scheinen die Aufnahme von Kohlenhydraten aus dem Darm deutlich zu verzögern und positive Effekte für Fett- und Zuckerhaushalt zu haben.

Mittagessen

Linsen-Soja-Curry

Zutaten für 2 Personen

- 60 g Sojaschnetzel
- 250 ml Gemüsebrühe
- 1 EL Sojasauce
- 300 g Möhren
- 400 g Kürbis (z. B. Butternuss)
- 1 Zwiebel
- 1 Knoblauchzehe
- 1 Stück Ingwer (10 g)
- 2 EL Olivenöl
- ½ TL Curry
- Salz
- frisch gemahlener schwarzer Pfeffer
- ½ Bund Petersilie
- 50 g rote Linsen
- 1 Becher Vollmilchjoghurt (150 g)

Zubereitung

- Die Sojaschnetzel in 100 ml kochender Gemüsebrühe und der Sojasauce etwa 10 Minuten einweichen.

- Die Möhren putzen und in Scheiben schneiden. Den Kürbis putzen und in kleine Würfel schneiden. Die Zwiebel, den Knoblauch und den Ingwer schälen und fein hacken.

- Das Olivenöl in einer Pfanne erhitzen. Die Sojaschnetzel leicht ausdrücken, die Einweichflüssigkeit auffangen und kräftig anbraten. Die Zwiebel, den Ingwer und den Knoblauch dazugeben und kurz anbraten. Den Kürbis und die Möhren hinzufügen und kurz mitbraten. Mit Currypulver, Salz und Pfeffer würzen. Mit der restlichen Gemüsebrühe und der Einweichflüssigkeit ablöschen und 10–15 Minuten leicht köcheln lassen.

Auf der nächsten Seite geht es weiter …

- **Tipp:** Statt Curry schmeckt auch Baharat, eine arabische Gewürzmischung, erhältlich in Gewürzläden oder im Internet.

- Die Petersilie waschen, trocken tupfen und die Blättchen grob hacken.
- Die Linsen in gesalzenem Wasser nach Packungsanweisung bissfest garen. In ein Sieb abgießen und abtropfen lassen.
- Abgetropfte Linsen auf 2 Teller verteilen und das Sojaschnetzel-Gemüse in die Mitte geben. Den Joghurt darauf anrichten und mit der Petersilie bestreuen.

Pro Person: ca. 350 kcal, 40 g Eiweiß, 14 g Fett, 14 g Kohlenhydrate, 6 g Ballaststoffe

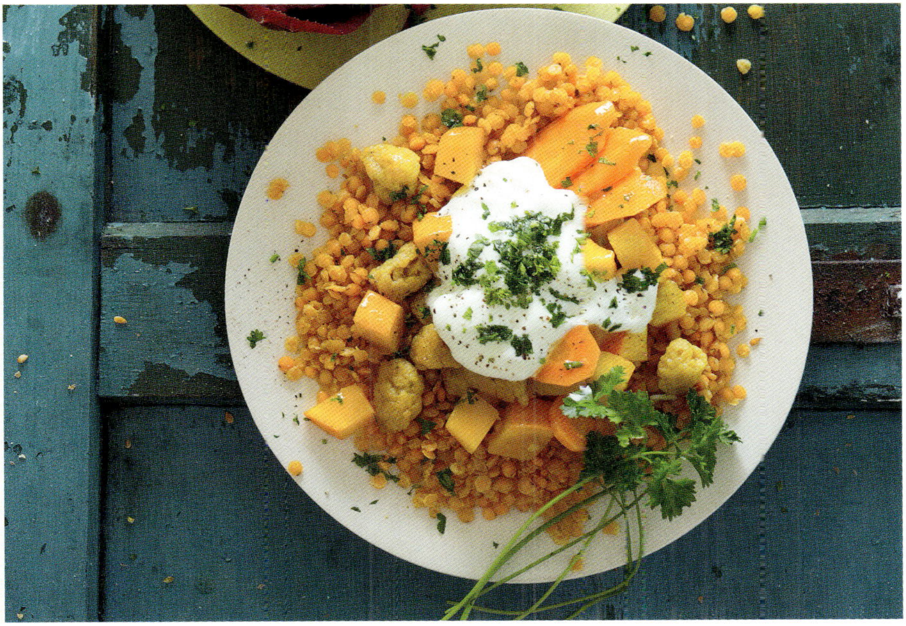

Abendessen

Pflücksalat mit Ei und Shrimps

Zutaten für 2 Personen

- 2 Eier
- 500 g grüner Spargel
- Salz
- 1 Packung Pflücksalat (125 g)
- 150 g Tiefseeshrimps (gekocht und geschält)
- 2 Scheiben Vollkorntoast
- 2 EL Olivenöl
- 1 Bund Kerbel
- 2 EL Weißweinessig
- 4 EL Gemüsebrühe
- frisch gemahlener schwarzer Pfeffer
- 1 EL geschrotete Leinsamen

Zubereitung

- Die Eier hart kochen, pellen und achteln. Den Spargel waschen, im unteren Drittel schälen und die Enden abschneiden. In Stücke schneiden und in gesalzenem Wasser etwa 5 Minuten bissfest kochen. Herausnehmen.

- Den Pflücksalat verlesen, waschen und trocken schleudern. Spargel, Eier, Salat und Shrimps mischen.

- Das Brot in Würfel schneiden und in 1 EL heißem Öl goldbraun braten. Beiseitestellen. Den Kerbel waschen, trocken tupfen und fein hacken. Essig, Brühe, Kerbel, Salz, Pfeffer und 1 EL Öl verrühren. Über den Salat geben und mischen. Mit den Leinsamen und den Croûtons bestreuen.

- **Tipp:** Außerhalb der Spargelzeit ist auch eine reife Avocado empfehlenswert. Dann sollte man aber das Brot weglassen, da sonst der Kaloriengehalt zu sehr abweicht.

Pro Person: ca. 350 kcal, 28 g Eiweiß, 19 g Fett, 16 g Kohlenhydrate, 6 g Ballaststoffe

13. Tag

Frühstück

Fruchtige Quarkspeise mit Kernen und Hanfsamen

Zutaten für 2 Personen

- 1 EL Pinienkerne (20 g)
- 400 g Speisequark (20 % Fett i. Tr.)
- 4 EL Milch
- 1 TL Vanillepulver
- 2 EL gehackte Zitronenmelisse
- 300 g Aprikosen
- 1 EL Hanfsamen (20 g)

Zubereitung

- Die Pinienkerne in einer beschichteten Pfanne ohne Fett goldbraun rösten. Abkühlen lassen.
- Quark, Milch, Vanillepulver und Zitronenmelisse verrühren. Die Aprikosen waschen, halbieren, entkernen und nach Belieben kleiner schneiden. Unter den Quark heben und auf 2 Schälchen verteilen. Mit den Pinienkernen und den Hanfsamen bestreuen.

Pro Person: ca. 390 kcal, 31 g Eiweiß, 19 g Fett, 20 g Kohlenhydrate, 6 g Ballaststoffe

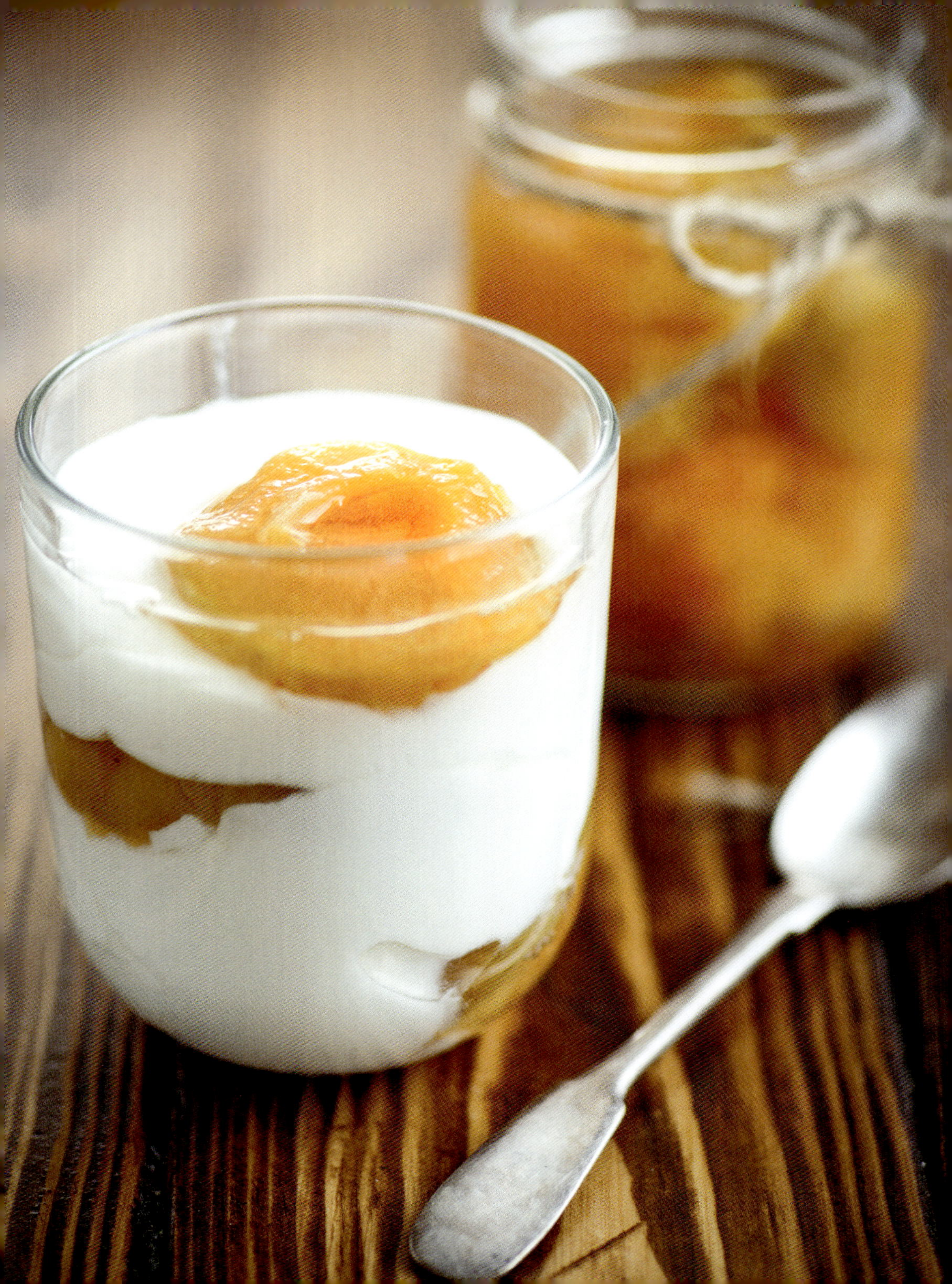

Mittagessen

Vollkorn-Spaghetti mit Thunfischsauce

Zutaten für 2 Personen

- 80 g Vollkorn-Spaghetti
- Salz
- 1 Schalotte
- 1 Knoblauchzehe
- 2 EL Olivenöl
- 250 g stückige Tomaten (aus der Dose)
- 1 Dose Thunfisch naturell (150 g Abtropfgewicht)
- je 20 g grüne und schwarze entsteinte Oliven
- 2 EL Sahne
- 2 EL gehackter Majoran
- frisch gemahlener schwarzer Pfeffer
- 20 g Walnusskerne

Pro Person: ca. 440 kcal, 25 g Eiweiß, 25 g Fett, 28 g Kohlenhydrate, 7 g Ballaststoffe

Zubereitung

- Die Nudeln in gesalzenem Wasser nach Packungsanweisung bissfest kochen.

- Die Schalotte und die Knoblauchzehe schälen, fein würfeln und im heißen Öl andünsten. Die Tomatenstücke dazugeben und 5–10 Minuten einkochen lassen. Den Thunfisch abtropfen lassen, etwas zerpflücken und in die Sauce geben. Oliven, Sahne und Majoran hinzufügen und erhitzen. Mit Salz und Pfeffer abschmecken.

- Die Nudeln abgießen, dabei etwas Kochwasser auffangen. Die Nudeln tropfnass unter die Thunfischsauce mischen. Eventuell noch etwas Kochwasser dazugeben. Mit gehackten Walnüssen servieren.

- **Tipp:** Diese Sauce lässt sich ganz einfach verändern, indem du gekochten Schinken in Streifen dazugibst.

Abendessen

Marinierter Tofu mit Chicorée-Möhren-Salat

Zutaten für 2 Personen

- 200 g Tofu
- 1 Knoblauchzehe
- 1 kleines Stück Ingwer (10 g)
- 1 Chilischote
- 2 EL Leinöl
- 1 EL Zitronensaft
- 1 EL gehackter Koriander
- 1 Staude Chicorée
- 2 Lauchzwiebeln
- 250 g Möhren
- 100 g Mungobohnensprossen
- 3 EL Gemüsebrühe
- 1 EL Weißweinessig
- 1 EL Sojasauce
- Salz
- frisch gemahlener schwarzer Pfeffer

Zubereitung

- Den Tofu würfeln. Den Knoblauch und den Ingwer schälen und fein hacken. Die Chilischote putzen, waschen und fein schneiden. 1 EL Öl, Zitronensaft, Koriander, Chili, Ingwer und Knoblauch verrühren und über den Tofu geben. Etwa 20 Minuten marinieren.

- Den Chicorée und die Lauchzwiebeln putzen, waschen und klein schneiden. Die Möhren putzen und in Streifen schneiden. Die Sprossen waschen und gut abtropfen lassen. Das Gemüse mischen. Brühe, Essig, restliches Öl, Sojasauce, Salz und Pfeffer verrühren und über den Salat geben. Den Tofu dazugeben.

Pro Person: ca. 330 kcal, 21 g Eiweiß, 23 g Fett, 15 g Kohlenhydrate, 8 g Ballaststoffe

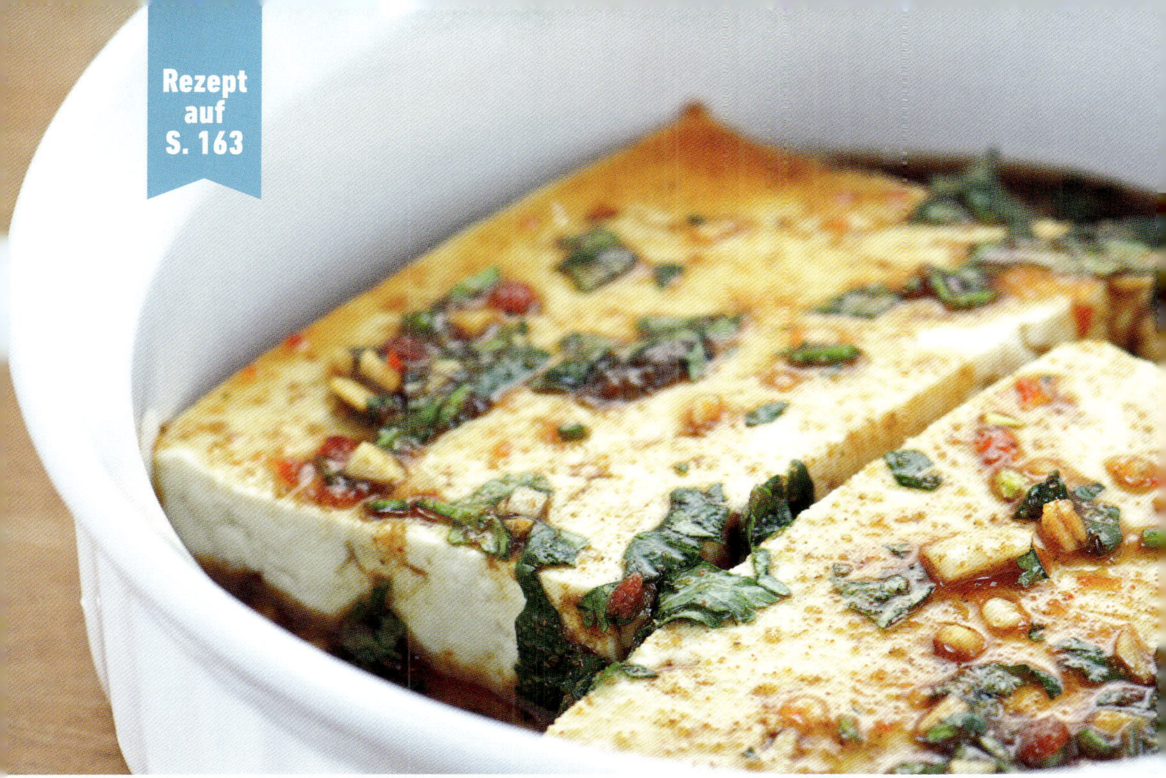
Rezept auf S. 163

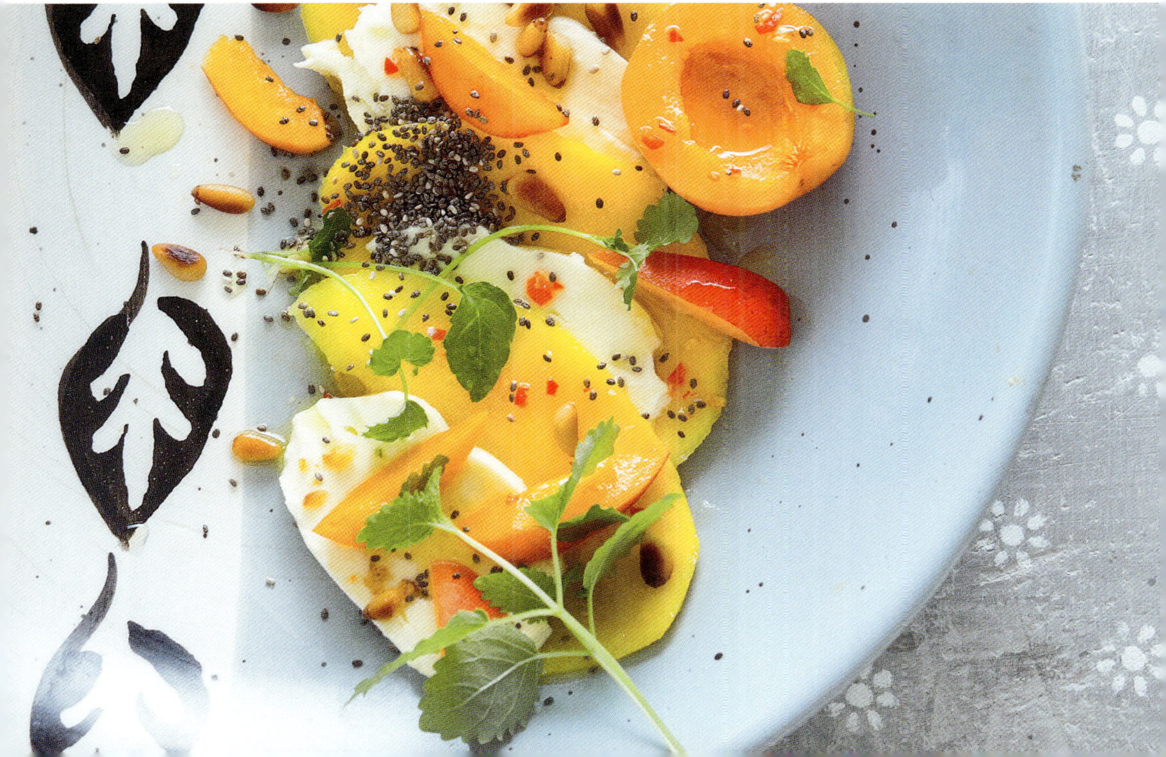

Frühstück

Mango-Carpaccio mit Melisse

Zutaten für 2 Personen

- 1 reife Mango
- 100 g Aprikosen
- 100 g Mozzarella
- 1 Chilischote
- 2–3 EL Zitronensaft
- 1 EL Olivenöl
- 30 g Pinienkerne
- 20 g Chiasamen
- einige Zitronenmelisseblättchen

Zubereitung

- Die Mango schälen und das Fruchtfleisch an beiden Seiten vom Kern abschneiden und in dünne Scheiben schneiden. Die Aprikosen waschen, halbieren, entkernen und vierteln. Den Mozzarella in dünne Scheiben schneiden. Die vorbereiteten Zutaten dachziegelartig anrichten.

- Die Chilischote längs halbieren, nach Wunsch entkernen, waschen und sehr fein schneiden. Die Chilischote, den Zitronensaft und das Öl verrühren und über das Carpaccio träufeln. Die Pinienkerne in einer beschichteten Pfanne ohne Fett rösten und mit den Chiasamen darüberstreuen. Mit den Melisseblättchen anrichten.

Pro Person: ca. 400 kcal, 15 g Eiweiß, 27 g Fett,
22 g Kohlenhydrate, 7 g Ballaststoffe

Mittagessen

Garnelen mit Artischocken und Tomaten

Zutaten für 2 Personen

- 300 g Garnelen (roh, mit Schale)
- 1 Fenchelknolle
- 1 Dose Artischockenherzen (240 g Abtropfgewicht)
- 250 g Strauchtomaten
- 1 Schalotte
- 2 EL Rapsöl
- 125 ml Brühe
- 40 g Quinoa
- Salz
- frisch gemahlener schwarzer Pfeffer
- 2 EL gehackte Petersilie
- 20 g gehackte Mandeln

Pro Person: ca. 430 kcal, 38 g Eiweiß, 20 g Fett, 24 g Kohlenhydrate, 19 g Ballaststoffe

Zubereitung

- Die Garnelen aus der Schale lösen. Am Rücken entlang einschneiden und den Darm entfernen. Die Garnelen waschen und trocken tupfen.

- Die Fenchelknolle putzen, waschen und in feine Streifen schneiden. Die Artischocken abtropfen lassen und klein schneiden. Die Tomaten waschen und vierteln. Die Schalotte schälen und klein schneiden.

- 1 EL Öl erhitzen und die Garnelen darin etwa 3 Minuten braten. Herausnehmen. Das restliche Öl in die Pfanne geben und die Schalotte andünsten. Den Fenchel dazugeben, andünsten, mit der Brühe ablöschen und etwa 10 Minuten garen.

- Die Quinoa in 125 ml kochendes Salzwasser geben und ausquellen lassen.

- Die Artischocken und die Tomaten zum Fenchel geben, mit Salz und Pfeffer würzen und etwa 5 Minuten erhitzen. Die Garnelen dazugeben. Mit der gehackten Petersilie und den Mandeln bestreuen. Die Quinoa dazu reichen oder untermischen.

Abendessen

Zucchinisalat mit Graved Lachs

Zutaten für 2 Personen

- 200 g festkochende Kartoffeln
- 300 g Zucchini
- 2 EL Olivenöl
- Salz
- frisch gemahlener schwarzer Pfeffer
- 1 kleiner Kopf Radicchio
- 1 Knoblauchzehe
- 1 Zwiebel
- ½ Bund Dill
- 1 EL Kräuteressig
- 1 EL Limettensaft
- 3 EL Gemüsebrühe
- 175 g Graved Lachs

Zubereitung

- Die Kartoffeln waschen und mit Schale etwa 20 Minuten kochen. Abgießen, abdämpfen lassen und pellen. Die Kartoffeln in Scheiben schneiden. Die Zucchini putzen, waschen, in Scheiben schneiden und in 1 EL heißem Öl etwa 3 Minuten braten. Mit Salz und Pfeffer würzen.

- Den Radicchio putzen, waschen und in Streifen schneiden. Die Knoblauchzehe und die Zwiebel schälen und in kleine Würfel schneiden. Alle vorbereiteten Zutaten mischen. Den Dill waschen, trocken tupfen und fein hacken. Essig, Limettensaft, Brühe, Dill, Salz und Pfeffer verrühren. Abschmecken. Über den Salat geben und mischen. Mit dem Lachs anrichten.

- **Tipp:** Anstelle von Graved Lachs passt auch roher Schinken in dünnen Scheiben.

Pro Person: ca. 360 kcal, 24 g Eiweiß, 22 g Fett, 18 g Kohlenhydrate, 4 g Ballaststoffe

TAG 15 – TAG 28

1500 kcal

Frühstück

Hafermüsli mit Himbeerquark

Zutaten für 2 Personen

- 300 g Himbeeren
- 400 g Magerquark
- 3 EL Orangensaft
- 1 TL abgeriebene Bio-Orangenschale
- 1 EL gehackte Zitronenmelisse
- etwas flüssiges Stevia (optional)
- 70 g Vollkorn-Haferflocken
- 20 g geschroteter Leinsamen
- 20 g gehackte Haselnüsse

Zubereitung

- Die Himbeeren verlesen und waschen. Quark, Orangensaft und -schale und Zitronenmelisse verrühren. Die Beeren unterheben. Nach Belieben mit etwas Stevia süßen.

- Den Quark auf 2 Schälchen verteilen. Die Haferflocken, die Leinsamen und die gehackten Haselnüsse mischen und dazugeben.

- **Tipp:** Solltest du keine frischen Himbeeren bekommen, kannst du auch tiefgefrorene verwenden. Diese vorher nach Packungsanweisung auftauen lassen.

Pro Person: ca. 440 kcal, 38 g Eiweiß, 13 g Fett, 37 g Kohlenhydrate, 13 g Ballaststoffe

Mittagessen

Möhren-Kokos-Suppe

Zutaten für 2 Personen

- 400 g Möhren
- 1 Schalotte
- 3 EL Öl
- 250 ml Gemüsebrühe
- 150 ml ungesüßte Kokosmilch
- Salz
- 1 TL gelbe Currypaste
- 2 Scheiben Vollkorntoast
- 150 g Räuchertofu
- 30 g Sesamsamen
- 2 EL gehackter Koriander

Zubereitung

- Die Möhren putzen und in Scheiben schneiden. Die Schalotte schälen, fein würfeln und in 1 EL heißem Öl andünsten. Die Möhren dazugeben und andünsten. Mit der Brühe und der Kokosmilch ablöschen. Mit Salz und Currypaste würzen und etwa 15 Minuten köcheln lassen.

- Das Brot in Würfel schneiden und in 1 EL heißem Öl in einer beschichteten Pfanne anrösten. Beiseitestellen. Den Tofu in Würfel schneiden und im restlichen heißen Öl etwa 4 Minuten braten. Den Sesam kurz mitbraten.

- Die Suppe pürieren, abschmecken und den Tofu dazugeben. Mit dem Koriander und den Croûtons bestreuen.

Pro Person: ca. 580 kcal, 19 g Eiweiß, 44 g Fett, 28 g Kohlenhydrate, 10 g Ballaststoffe

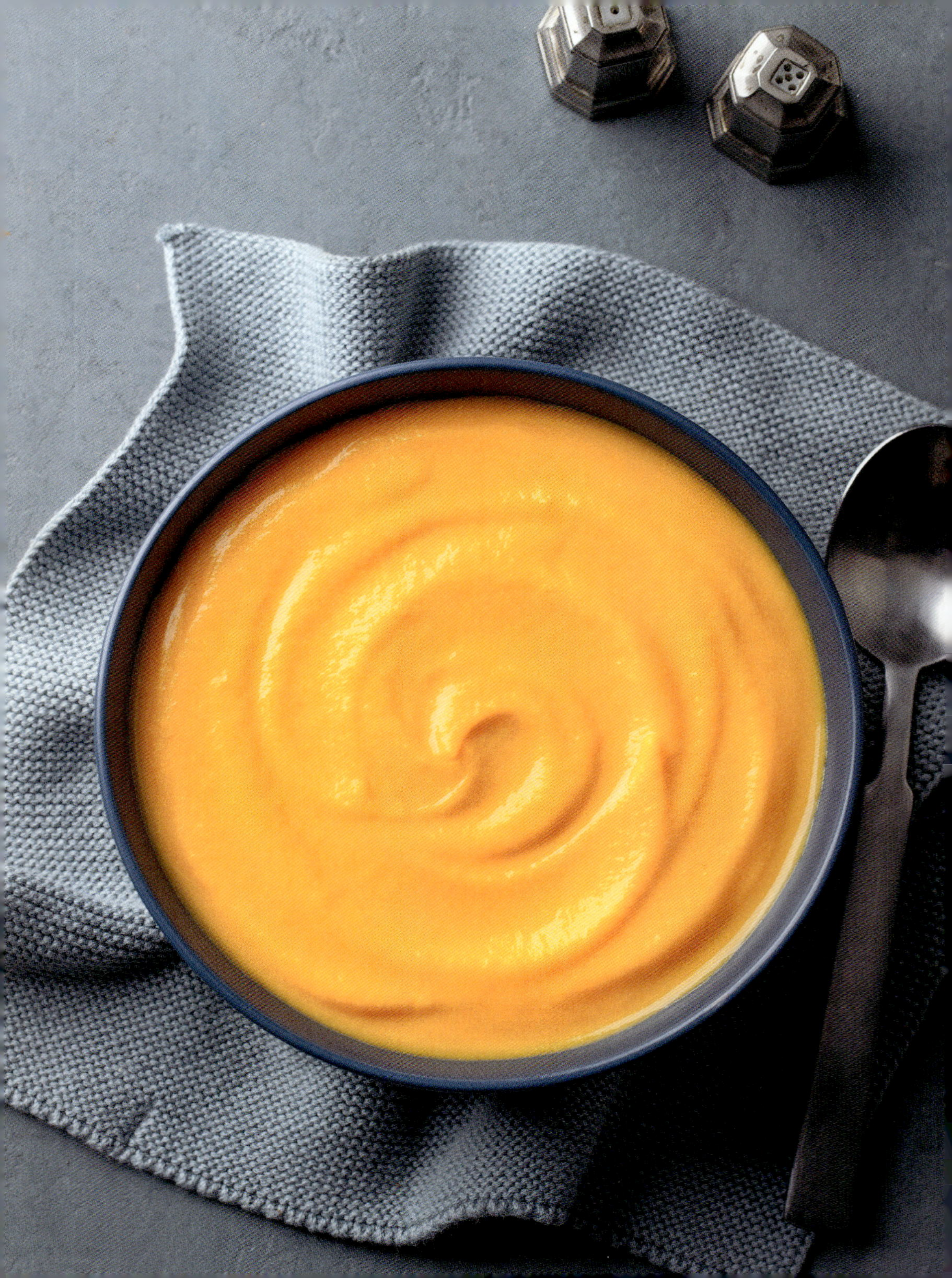

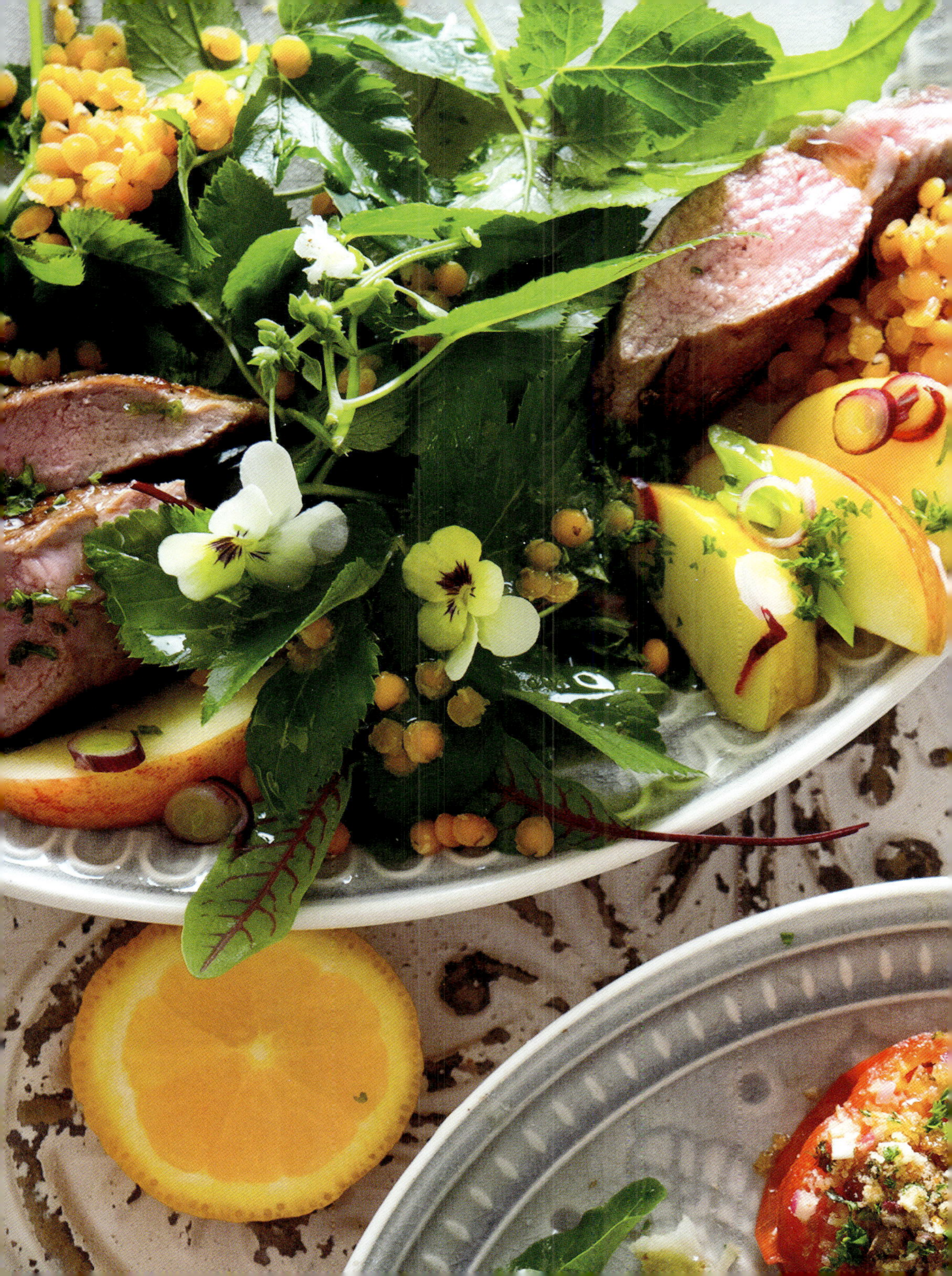

Abendessen

Wildkräutersalat mit Lammlachs

Zutaten für 2 Personen

- 50 g rote Linsen
- Salz
- 100 g Wildkräuter (z. B. Giersch, Beinwell oder Bärlauch)
- 2 Lauchzwiebeln
- 1 Apfel
- 1 EL Sherryessig
- 2 EL Orangensaft
- Cayennepfeffer
- 2 EL Rapsöl
- 2 Lammlachse (à 150 g)
- frisch gemahlener schwarzer Pfeffer

Pro Person: ca. 450 kcal, 39 g Eiweiß, 18 g Fett, 32 g Kohlenhydrate, 4 g Ballaststoffe

Zubereitung

- Die Linsen in gesalzenem Wasser nach Packungsanweisung kochen. Abgießen, kalt abschrecken und abtropfen lassen.

- Die Wildkräuter waschen und trocken schleudern. Die Lauchzwiebeln putzen, waschen und in feine Ringe schneiden. Den Apfel waschen, vierteln, entkernen und in dünne Spalten schneiden. Alle vorbereiteten Zutaten mischen. Essig, Orangensaft, Cayennepfeffer, Salz und 1 EL Öl verrühren. Abschmecken. Über den Salat geben.

- Das Lammfleisch mit Salz und Pfeffer würzen und im restlichen Öl in einer beschichteten Pfanne etwa 6 Minuten braten. Herausnehmen und mit dem Salat anrichten.

- **Tipp:** Eine orientalische Note erhält der Salat, wenn man das Fleisch mit Kreuzkümmel würzt und unter das Dressing zusätzlich noch 1 EL gehackte Minze mischt.

Frühstück

Melonen-Mango-Salat mit Kokos

Zutaten für 2 Personen

- 300 g Wassermelonen-fruchtfleisch
- 1 reife Mango
- 2 EL Orangensaft
- 20 g Leinsamen
- 20 g Kokosraspel
- 400 g körniger Frischkäse

Zubereitung

- Das Melonenfruchtfleisch in Stücke schneiden. Die Mango schälen und das Fruchtfleisch an beiden Seiten vom Kern abschneiden und in Würfel schneiden. Beides mischen und mit dem Orangensaft beträufeln.
- Leinsamen und Kokosraspel in einer beschichteten Pfanne ohne Fett rösten. Den Frischkäse auf den Obstsalat geben und mit der Kokosmischung bestreuen.

Pro Person: ca. 450 kcal, 29 g Eiweiß, 20 g Fett,
37 g Kohlenhydrate, 6 g Ballaststoffe

Mittagessen

Gemüse-Soja-Ragout mit Quinoa

Zutaten für 2 Personen

- 50 g Sojaschnetzel (Trockenprodukt)
- 1 Zucchini
- 1 Paprikaschote
- 2 Möhren
- 1 Schalotte
- 1 Knoblauchzehe
- 1 Stück Ingwer (10 g)
- 3 EL Rapsöl
- Salz
- frisch gemahlener schwarzer Pfeffer
- Kreuzkümmel
- 100 ml Gemüsebrühe
- 125 g Quinoa
- 150 g Kirschtomaten
- 30 g Walnusskerne
- 2 EL gehackter Koriander

Pro Person: ca. 610 kcal, 26 g Eiweiß, 31 g Fett, 54 g Kohlenhydrate, 11 g Ballaststoffe

Zubereitung

- Die Sojaschnetzel nach Packungsanweisung in etwa 100 ml kochendem Wasser einweichen.

- Die Zucchini und die Paprikaschote putzen, waschen und in Stücke schneiden. Die Möhren putzen und in Scheiben schneiden. Die Schalotte, den Knoblauch und den Ingwer schälen und fein hacken.

- Die Sojaschnetzel etwas ausdrücken (Flüssigkeit aufbewahren) und im heißen Öl kräftig anbraten. Das Gemüse dazugeben und kurz mitbraten. Die Schalotten, den Ingwer und den Knoblauch dazugeben, andünsten. Mit Salz, Pfeffer und Kreuzkümmel würzen. Das Einweichwasser und die Brühe dazugeben und etwa 10 Minuten dünsten.

- Quinoa nach Packungsanweisung garen. Die Tomaten waschen und halbieren. Unter das Ragout mischen, etwa 5 Minuten erhitzen. Abschmecken. Die Walnüsse grob hacken. Das Ragout mit den Nüssen und dem Koriander bestreuen. Die Quinoa dazu reichen.

Abendessen

Überbackene Zucchinischeiben

Zutaten für 2 Personen

- 2 Zucchini
- Salz
- frisch gemahlener schwarzer Pfeffer
- 2 EL Olivenöl
- 300 g Tomaten
- 100 g Schafskäse
- 2 TL Pesto
- einige Basilikumblättchen
- 30 g schwarze entsteinte Oliven
- 20 g gehackte Haselnüsse

Zubereitung

- Den Backofen auf 225 °C vorheizen. Die Zucchini putzen, waschen und längs in 8 Scheiben schneiden. Mit Salz und Pfeffer würzen. Auf ein mit Backpapier belegtes Backblech legen und mit dem Öl bepinseln. Die Zucchini auf der mittleren Schiene etwa 10 Minuten garen.

- Die Tomaten waschen und in Scheiben schneiden, dabei die Stielansätze entfernen. Den Schafskäse ebenfalls in Scheiben schneiden.

- Die Zucchini aus dem Backofen nehmen. Die Tomaten darauflegen, mit Pesto bestreichen und mit Basilikum belegen. Den Käse darauf verteilen. Die Oliven hacken und mit den Nüssen darüberstreuen. Im Ofen weitere etwa 5 Minuten überbacken.

Pro Person: ca. 440 kcal, 16 g Eiweiß, 37 g Fett,
10 g Kohlenhydrate, 6 g Ballaststoffe

Frühstück

Johannisbeerquark mit Knuspermandeln

Zutaten für 2 Personen

- 300 g Speisequark (20 % Fett)
- 1 Becher Vollmilchjoghurt (150 g)
- 2 EL Orangensaft
- ½–1 TL Vanillepulver
- 300 g rote Johannisbeeren
- etwas flüssiges Stevia (optional)
- 30 g gehackte Mandeln
- 10 g geschrotete Leinsamen
- 20 g Kokosraspel

Pro Person: ca. 450 kcal, 29 g Eiweiß, 27 g Fett, 17 g Kohlenhydrate, 10 g Ballaststoffe

Zubereitung

- Quark, Joghurt, Orangensaft und Vanillepulver verrühren. Die Johannisbeeren waschen, mit einer Gabel von den Rispen streifen und unter den Quark mischen. Nach Wunsch mit etwas Stevia abschmecken.

- Mandeln, Leinsamen und Kokosraspel in einer beschichteten Pfanne goldbraun und knusprig rösten. Herausnehmen und kurz abkühlen lassen. Den Quark mit der Knuspermischung bestreuen.

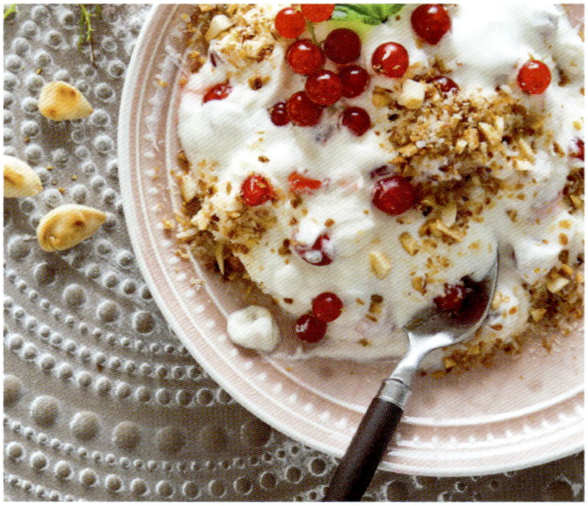

Mittagessen

Garnelen-Pasta-Pfanne mit Knoblauch-Zucchini

Zutaten für 2 Personen

- 8 Garnelen (à ca. 80 g, roh mit Schale)
- abgeriebene Schale und Saft von ½ Bio-Limette
- Salz
- frisch gemahlener schwarzer Pfeffer
- 2 Zucchini
- 2 Lauchzwiebeln
- 1 Knoblauchzehe
- 100 g Kirschtomaten
- ½ Bund Petersilie
- ½ Bund Basilikum
- 100 g Vollkornnudeln
- 2 EL Rapsöl
- 5 EL Brühe
- 40 g gehackte Haselnusskern

Zubereitung

- Die Garnelen aus der Schale lösen, am Rücken entlang einschneiden und den Darm entfernen. Die Garnelen waschen und mit Küchenpapier trocken tupfen. Mit Limettenschale und -saft, Salz und Pfeffer würzen.

- Die Zucchini putzen, waschen und in grobe Würfel schneiden. Die Lauchzwiebeln putzen, waschen und in Ringe schneiden. Die Knoblauchzehe schälen und in Scheiben schneiden. Die Tomaten waschen und je nach Größe halbieren oder vierteln. Die Kräuter waschen, trocken tupfen und die Blättchen hacken.

- Die Nudeln nach Packungsanweisung in gesalzenem Wasser bissfest kochen.

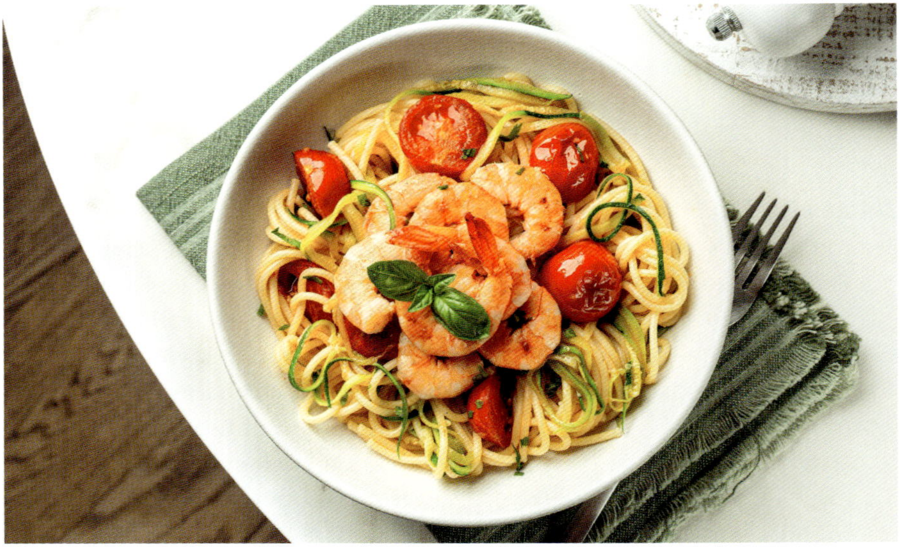

- Die Garnelen im heißen Öl in einer beschichteten Pfanne etwa 2 Minuten braten. Herausnehmen. Die Zucchini ins Bratfett geben und etwa 3 Minuten braten. Die Lauchzwiebeln und den Knoblauch dazugeben und weitere 2 Minuten braten. Die Brühe dazugeben und mit Salz und Pfeffer würzen. Die Tomaten und die Garnelen hinzufügen und erhitzen. Die Kräuter untermischen.
- Die Nudeln abgießen, etwas Kochwasser auffangen und abgetropft unter die Garnelenpfanne mischen. Nach Wunsch etwas Kochwasser dazugeben. Mit den Haselnüssen bestreuen.
- **Tipp:** Wenn du es gerne scharf magst, kannst du noch 1 fein geschnittene Chilischote mitbraten.

Pro Person: ca. 600 kcal, 45 g Eiweiß, 28 g Fett, 42 g Kohlenhydrate, 12 g Ballaststoffe

Abendessen

Schafskäse auf Spinatsalat

Zutaten für 2 Personen

- 100 g Babyspinat
- 1 Salatgurke
- 1 rote Zwiebel
- 1 Knoblauchzehe
- 100 g Schafskäse
- 20 g schwarze entsteinte Oliven
- 1 Becher griechischer Joghurt (150 g, 10 % Fett)
- Salz
- Paprikapulver
- 1 EL Tomatenketchup
- 1 EL Hanfsamen
- 30 g Walnusskerne
- 100 g frische Bratpeperoni
- 1 EL Olivenöl
- grobes Meersalz

Pro Person: ca. 460 kcal, 16 g Eiweiß, 39 g Fett, 10 g Kohlenhydrate, 5 g Ballaststoffe

Zubereitung

- Den Spinat verlesen, waschen und trocken schleudern. Die Gurke schälen, längs halbieren und in Scheiben schneiden. Die Zwiebel und den Knoblauch schälen, die Zwiebel in feine Ringe schneiden und den Knoblauch hacken. Den Schafskäse in Stücke schneiden.

- Spinat, Gurke, Käse, Zwiebel und Oliven mischen. Joghurt, Knoblauch, Salz, Paprikapulver, Ketchup und Hanfsamen verrühren. Abschmecken. Über den Salat geben.

- Die Walnusskerne grob hacken. Die Peperoni waschen, trocken tupfen und im heißen Öl etwa 2 Minuten braten. Mit grobem Meersalz bestreuen. Herausnehmen und mit den Walnüssen auf dem Salat anrichten.

- **Tipp:** Bratpeperoni gibt es abgepackt in der Gemüseabteilung größerer Supermärkte. Solltest du diese nicht bekommen, kannst du auch Peperoni (frisch oder aus dem Glas) verwenden.

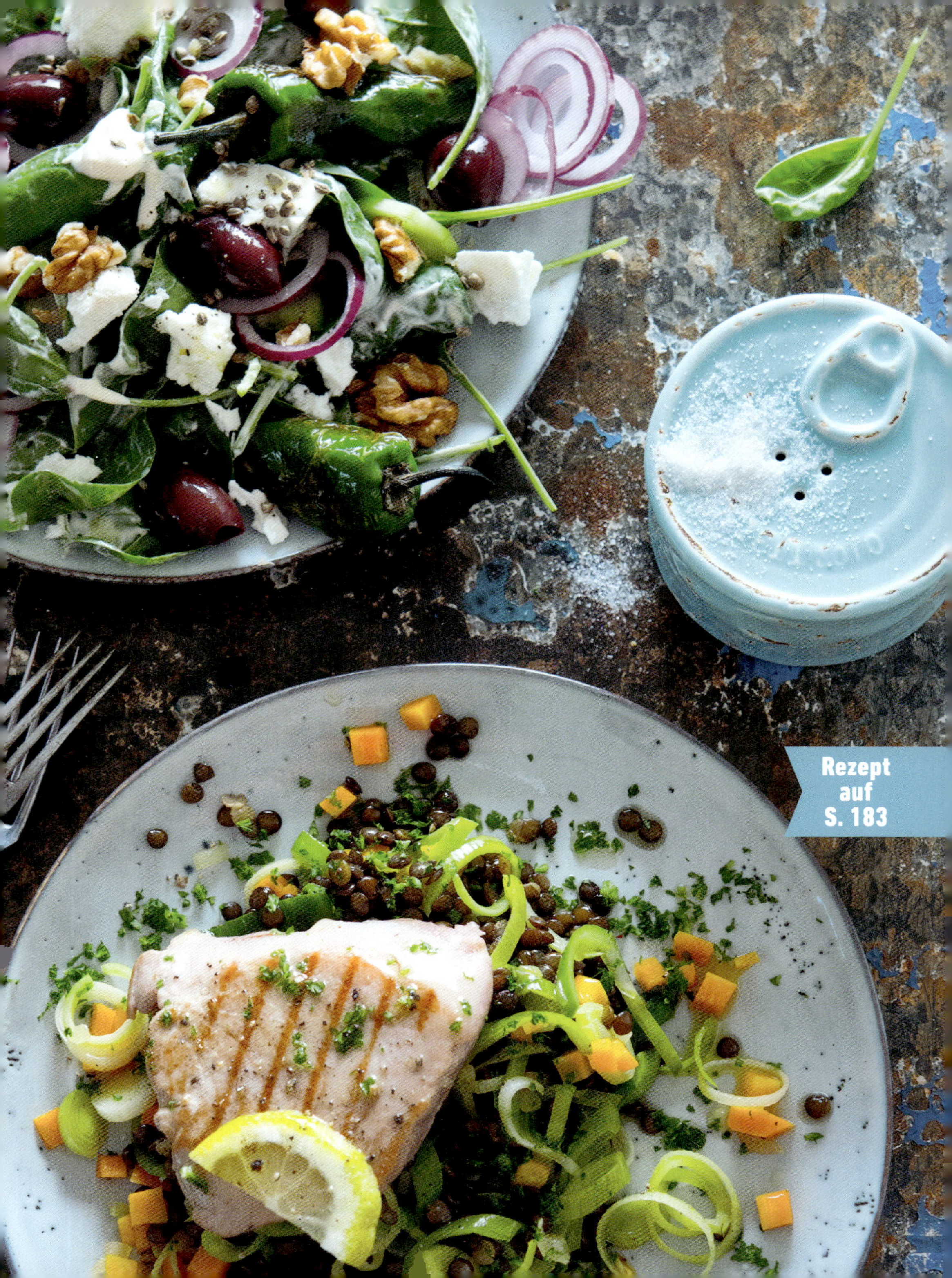

Rezept
auf
S. 183

Frühstück

Rührei mit Blattspinat und Shrimps

Zutaten für 2 Personen

- 200 g Blattspinat
- 1 Schalotte
- 1 Knoblauchzehe
- 200 g gegarte Shrimps (aus der Packung)
- 100 g Tomaten
- 4 Eier
- 5 EL Milch
- Salz
- frisch gemahlener schwarzer Pfeffer
- frisch geriebene Muskatnuss
- 1 TL geschrotete Leinsamen
- 10 g Butter
- 2 Scheiben Vollkornbrot
- 1 EL Schnittlauchröllchen

Pro Person: ca. 440 kcal, 40 g Eiweiß, 19 g Fett, 26 g Kohlenhydrate, 8 g Ballaststoffe

Zubereitung

- Spinat verlesen, waschen, tropfnass in einem Topf zusammenfallen lassen. Herausnehmen und grob hacken. Die Schalotte und den Knoblauch schälen und fein hacken. Die Shrimps aus der Packung nehmen und trocken tupfen. Tomaten waschen und in Scheiben schneiden.

- Eier, Milch, Salz, Pfeffer und Muskatnuss verquirlen. Den Spinat und die Leinsamen untermischen. Die Butter in einer beschichteten Pfanne erhitzen. Den Knoblauch und die Schalotte dazugeben und andünsten. Die Eiermasse hineingeben und ein Rührei zubereiten.

- Das Rührei mit Shrimps bestreuen. Das Brot mit den Tomatenscheiben belegen, mit Salz und Pfeffer würzen und mit dem Schnittlauch bestreuen. Das Brot zum Rührei essen.

- **Tipp:** Statt Shrimps schmeckt auch gehobelter Parmesan auf dem Rührei.

Mittagessen

Thunfischsteak mit Kräuterlinsen

Zutaten für 2 Personen

- 2 Thunfischsteaks (à 150 g)
- Salz
- frisch gemahlener schwarzer Pfeffer
- 1 EL Zitronensaft
- 100 g Puy-Linsen
- 2 Möhren
- 1 Stange Lauch
- 1 Zwiebel
- 2 EL Rapsöl
- 4 EL Brühe
- 1–2 TL mittelscharfer Senf
- ½ Bund gehackte Petersilie

Pro Person: ca. 620 kcal, 46 g Eiweiß, 34 g Fett, 31 g Kohlenhydrate, 9 g Ballaststoffe

Zubereitung

- Thunfischsteaks waschen, trocken tupfen und mit Salz und Pfeffer würzen. Mit Zitronensaft beträufeln.
- Die Linsen in gesalzenem Wasser garen. In ein Sieb abgießen und abtropfen lassen.
- Möhren putzen und in feine Würfel schneiden. Lauch putzen, waschen und in feine Ringe schneiden. Zwiebel schälen, fein würfeln und in 1 EL heißem Öl andünsten. Gemüse dazugeben, andünsten, die Brühe dazugießen und 5 Minuten dünsten. Linsen untermischen und mit Salz, Pfeffer und Senf abschmecken. Gehackte Petersilie untermischen.
- Das restliche Öl erhitzen und den Fisch darin von jeder Seite 1 Minute braten. Herausnehmen und mit dem Linsengemüse anrichten.
- **Tipp:** Eine asiatische Note bekommt der Thunfisch, wenn du ihn 30 Minuten marinierst. Dafür Ingwer (10 g) schälen, fein hacken mit 3 EL Sojasauce und ½ TL Honig verrühren und darübergeben.

Abendessen

Eisbergsalat mit Mozzarella und Walnüssen

Zutaten für 2 Personen

- 100 g Eisbergsalat
- 1 Fenchelknolle
- 300 g Wassermelonen-fruchtfleisch
- 1 Schalotte
- 100 g Mozzarella
- 1 EL gehackte Minze
- 2 EL gehackte Peter-silie
- 2 EL Zitronensaft
- Salz
- frisch gemahlener schwarzer Pfeffer
- 2 EL Rapsöl
- 30 g Walnusskerne
- 1 EL Chiasamen

Zubereitung

- Den Eisbergsalat putzen, waschen, in breite Streifen schneiden und trocken schleudern. Den Fenchel putzen, waschen und in Streifen schneiden. Das Wassermelonen-fruchtfleisch in Würfel schneiden. Die Schalotte schälen und in feine Ringe schneiden. Den Mozzarella würfeln. Alle vorbereiteten Zutaten mischen. Die Kräuter dazugeben.

- Zitronensaft, Salz, Pfeffer und Öl verrühren. Über den Salat geben. Abschmecken. Die Walnusskerne grob hacken und mit den Chiasamen darüberstreuen.

Pro Person: ca. 440 kcal, 15 g Eiweiß, 33 g Fett, 19 g Kohlenhydrate, 5 g Ballaststoffe

Frühstück

Vollkornbrötchen mit Forellencreme

Zutaten für 2 Personen

- 150 g geräucherte Forellenfilets
- 100 g stichfeste saure Sahne
- 3–4 TL geriebener Meerrettich aus dem Glas
- Salz
- frisch gemahlener schwarzer Pfeffer
- 1 Fenchelknolle
- 2 Vollkornbrötchen
- 30 g gehobelte Haselnüsse

Zubereitung

- Die Forellenfilets in eine Schüssel geben. Die saure Sahne und den Meerrettich dazugeben und alles mit einer Gabel zerdrücken. Mit Salz und Pfeffer abschmecken.

- Die Fenchelknolle putzen, waschen und in feine Scheiben hobeln. Die Brötchen halbieren und die Forellencreme daraufstreichen. Mit dem Fenchel und den Haselnüssen anrichten.

Pro Person: ca. 430 kcal, 26 g Eiweiß, 22 g Fett, 32 g Kohlenhydrate, 7 g Ballaststoffe

Mittagessen

Safranwürzige Fischsuppe

Zutaten für 2 Personen

- 150 g Lachsfilet
- 150 g Seelachsfilet
- 100 g Garnelen (roh, mit Schale)
- 300 g Tomaten
- 150 g Möhren
- 100 g festkochende Kartoffeln
- 1 Zwiebel
- 2 Knoblauchzehen
- 3 EL Olivenöl
- Salz
- frisch gemahlener schwarzer Pfeffer
- 500 ml Fischfond oder Gemüsebrühe
- 1 Briefchen Safranfäden (0,1 g)
- 50 g Löwenzahn
- 1 Scheibe Vollkorntoast
- Zitronensaft

Pro Person: ca. 600 kcal, 44 g Eiweiß, 32 g Fett, 32 g Kohlenhydrate, 10 g Ballaststoffe

Zubereitung

- Das Fischfilet waschen, trocken tupfen und in Würfel schneiden. Die Garnelen aus der Schale lösen, ausputzen, waschen und trocken tupfen.

- Tomaten häuten und in Spalten schneiden. Möhren putzen und in feine Scheiben schneiden. Kartoffeln schälen, waschen und in Würfel schneiden. Zwiebel und 1 Knoblauchzehe schälen, fein würfeln und in 2 EL heißem Öl andünsten. Möhren und Kartoffeln dazugeben und andünsten. Mit Salz und Pfeffer würzen. Mit dem Fischfond oder der Brühe ablöschen, den Safran hinzufügen und zugedeckt 10 Minuten köcheln lassen.

- Tomaten, Fisch und Garnelen dazugeben und bei geringer Hitze etwa 5 Minuten gar ziehen lassen.

- Löwenzahn waschen, trocken tupfen und kleiner zupfen. Brot in Würfel schneiden und rösten. Die Suppe mit Salz, Pfeffer und Zitronensaft abschmecken. Den Löwenzahn darübergeben und die Croûtons dazu reichen.

Abendessen

Mariniertes Gemüse mit Chiasamen

Zutaten für 2 Personen

- 250 g Blumenkohl
- Salz
- 2 Paprikaschoten
- 150 g Champignons
- 2 Knoblauchzehen
- 3 EL Olivenöl
- 5 Salbeiblättchen
- frisch gemahlener schwarzer Pfeffer
- 30 g grüne Oliven mit Paprikafüllung
- 1 EL Kapern
- 3 EL Weißweinessig
- 2 EL Gemüsebrühe
- 2 EL gehackte Petersilie
- 20 g Chiasamen
- 40 g gehobelter Parmesan
- 2 Vollkornbrötchen

Zubereitung

- Den Blumenkohl putzen, waschen, in kleine Röschen teilen und in gesalzenem Wasser etwa 8 Minuten garen. Herausnehmen.

- Die Paprikaschoten putzen, waschen und in Streifen schneiden. Die Champignons putzen und je nach Größe halbieren oder ganz lassen. Den Knoblauch schälen und in Scheiben schneiden. 2 EL Öl erhitzen und die Paprika und die Champignons darin 4–5 Minuten braten. Den Knoblauch und den Salbei kurz mitbraten. Mit Salz und Pfeffer würzen.

- Blumenkohl, gebratenes Gemüse, Oliven und Kapern mischen. Essig, Brühe, Petersilie, Salz, Pfeffer und restliches Öl verrühren. Das Dressing über das Gemüse geben und abgedeckt etwa 2 Stunden durchziehen lassen. Abschmecken. Mit den Chiasamen und dem Parmesan bestreuen. Die Brötchen dazu essen.

Pro Person: ca. 460 kcal, 20 g Eiweiß, 27 g Fett, 32 g Kohlenhydrate, 14 g Ballaststoffe

Frühstück

Orangen-Quinoa-Porridge

Zutaten für 2 Personen

- 75 g Quinoa
- Salz
- 2 Orangen
- 200 ml Milch
- ½ TL Vanillepulver
- etwas flüssiges Stevia (optional)
- 30 g gehackte Mandeln
- 20 g Chiasamen
- 1 EL gehackte Zitronenmelisse
- 400 ml Buttermilch

Zubereitung

- Die Quinoa in 150 ml kochendes Wasser mit 1 Prise Salz geben und bei geringer Hitze etwa 15 Minuten quellen lassen.

- Die Orangen so dick schälen, dass die weiße Haut mit entfernt wird. Die Filets zwischen den Trennwänden herausschneiden, den Saft dabei auffangen. Die Filets in Stücke schneiden. Die Orangen, die Milch und das Vanillepulver unter die Quinoa mischen. Nach Wunsch mit etwas Stevia süßen. Die Mandeln und die Chiasamen dazugeben. Mit der Zitronenmelisse anrichten.

- Den aufgefangenen Orangensaft in die Buttermilch rühren und dazu reichen.

Pro Person: ca. 460 kcal, 22 g Eiweiß, 18 g Fett, 47 g Kohlenhydrate, 10 g Ballaststoffe

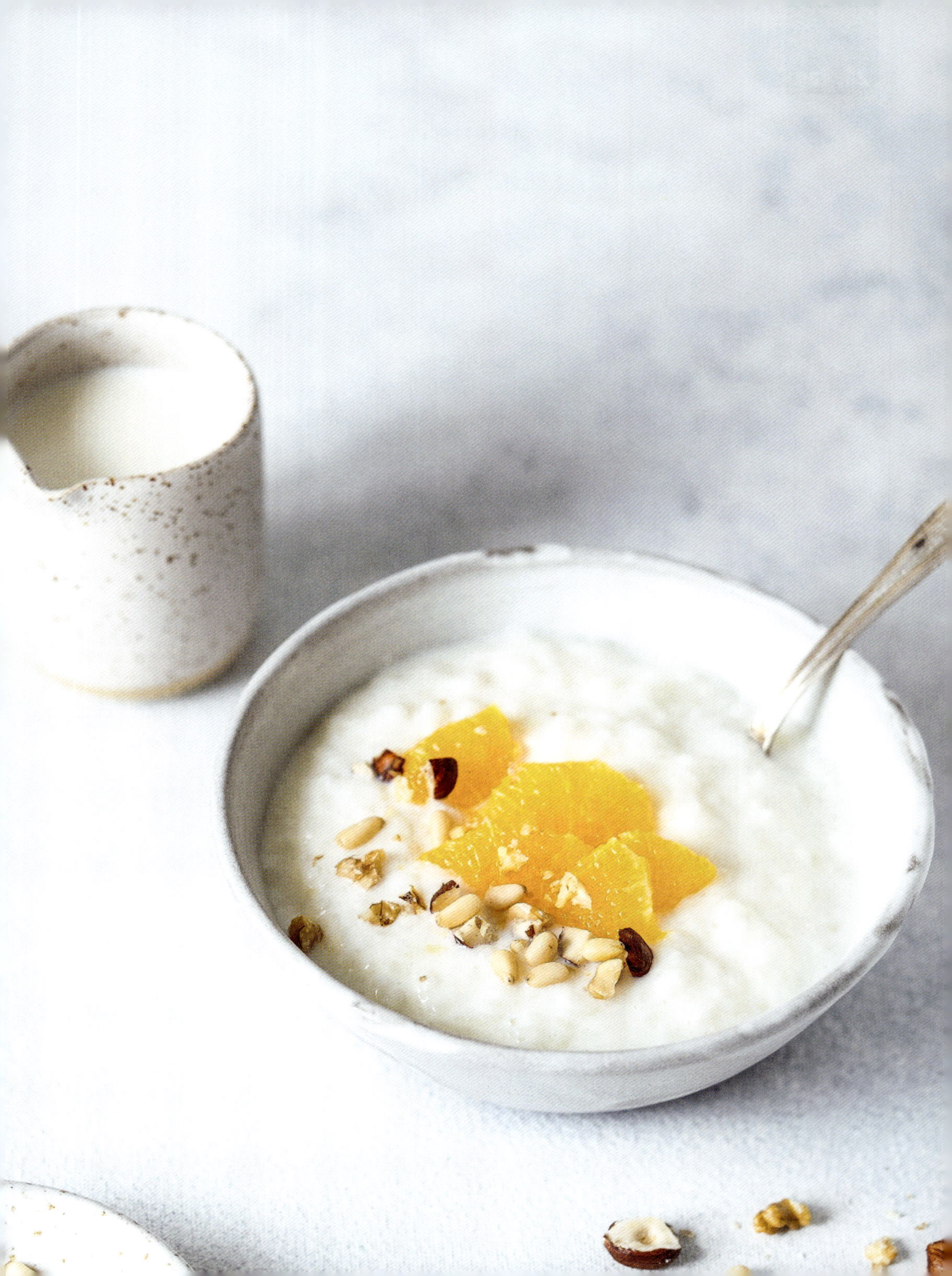

Mittagessen

Schollenfilet mit Dillgurken und Chicoréepüree

Zutaten für 2 Personen

- 400 g mehligkochende Kartoffeln
- Salz
- 1 Staude Chicorée
- 2 EL Rapsöl
- 1 kleine Schmorgurke (ca. 500 g)
- 1 Zwiebel
- frisch gemahlener schwarzer Pfeffer
- 5 EL Gemüsebrühe
- 4 Schollenfilets (à ca. 100 g)
- 5 EL heiße Milch
- 1 EL Butter
- frisch geriebene Muskatnuss
- 2 EL Crème fraîche
- 2 EL gehackter Dill

Pro Person: ca. 600 kcal, 41 g Eiweiß, 33 g Fett, 33 g Kohlenhydrate, 5 g Ballaststoffe

Zubereitung

- Die Kartoffeln schälen und in gesalzenem Wasser etwa 20 Minuten garen.
- Chicorée putzen, waschen, in Streifen schneiden und in 1 EL heißem Öl etwa 3 Minuten braten und herausnehmen. Gurke schälen, längs halbieren, entkernen und in Scheiben schneiden. Zwiebel schälen, fein würfeln und im Bratfett andünsten. Gurkenscheiben dazugeben und kurz anbraten. Mit Salz und Pfeffer würzen. Die Brühe hinzufügen und 5 Minuten dünsten.
- Schollenfilets waschen, trocken tupfen und würzen. In 1 EL heißem Öl 5 Minuten braten.
- Kartoffeln abgießen und zerdrücken. Heiße Milch und etwas Kochwasser untermischen. Butter und Chicorée unterheben. Mit Salz, Pfeffer und Muskat abschmecken.
- Crème fraîche und den Dill unter die Gurken mischen. Abschmecken.

Abendessen

Meeresfrüchtesalat mit Fenchel

Zutaten für 2 Personen

- 1 Packung tiefgefrorene Meeresfrüchte (250 g)
- 100 g Lachsfilet
- Salz
- frisch gemahlener schwarzer Pfeffer
- 1 Fenchelknolle
- 2 Möhren
- 2 Stangen Staudensellerie
- 50 g Rucola
- 40 g schwarze Oliven
- 3 EL Olivenöl
- 2 EL Zitronensaft
- 1 TL Pesto
- 2 EL gehacktes Basilikum
- 1 Knoblauchzehe
- 1 Chilischote

Pro Person: ca. 450 kcal, 37 g Eiweiß, 29 g Fett, 11 g Kohlenhydrate, 7 g Ballaststoffe

Zubereitung

- Die Meeresfrüchte nach Packungsanweisung auftauen lassen. Das Lachsfilet waschen, trocken tupfen, in Würfel schneiden und mit Salz und Pfeffer würzen.

- Die Fenchelknolle putzen, waschen und in feine Streifen schneiden. Die Möhren putzen und in dünne Scheiben schneiden. Den Staudensellerie putzen, waschen und in feine Scheiben schneiden. Den Rucola verlesen, waschen und trocken tupfen. Das Gemüse mischen. Die Oliven dazugeben. 2 EL Öl, Zitronensaft, Pesto, Basilikum, Salz und Pfeffer verrühren und darübergeben.

- Den Knoblauch schälen und würfeln. Die Chilischote halbieren, entkernen, waschen und fein schneiden. Das restliche Öl erhitzen und die Meeresfrüchte und den Lachs darin 3–4 Minuten braten. Chili und den Knoblauch dazugeben und mitbraten. Herausnehmen. Alles vorsichtig mischen.

Frühstück

Schafskäse mit Nüssen und Paprika

Zutaten für 2 Personen

- 125 g Schafskäse
- getrockneter Majoran
- 1 TL Leinöl
- 40 g Pekannüsse
- 2 Paprikaschoten
- 200 g Salatgurke
- 100 g Kirschtomaten
- 100 g körniger Frischkäse
- 1 EL gehackte Petersilie
- Paprikapulver

Zubereitung

- Den Schafskäse in Scheiben schneiden. Mit etwas Majoran bestreuen und das Öl darüberträufeln. Die Pekannüsse hacken und darübergeben.

- Die Paprikaschoten putzen, waschen und in Streifen schneiden. Die Gurke schälen und in Stifte schneiden. Die Tomaten waschen und halbieren. Den Frischkäse und die Petersilie verrühren. Mit etwas Paprikapulver würzen. Das Gemüse mit dem Schafskäse und dem Dip anrichten.

Pro Person: ca. 440 kcal, 20 g Eiweiß, 35 g Fett, 11 g Kohlenhydrate, 4 g Ballaststoffe

Mittagessen

Kartoffel-Artischocken-Pfanne

Zutaten für 2 Personen

- 700 g festkochende Kartoffeln
- 1 Dose Artischockenherzen (240 g Abtropfgewicht)
- 1 kleine Zwiebel
- 150 g Kirschtomaten
- 100 g Appenzeller-Käse
- 2 EL Olivenöl
- Salz
- frisch gemahlener schwarzer Pfeffer
- 30 g Sonnenblumenkerne
- 2 EL gehackte Petersilie

Zubereitung

- Die Kartoffeln schälen, waschen und in dünne Scheiben schneiden. Die Artischocken abtropfen lassen und klein schneiden. Die Zwiebel schälen und fein würfeln. Die Tomaten waschen und je nach Größe halbieren oder vierteln. Den Käse grob raspeln.

- Das Öl in der Pfanne erhitzen und die Kartoffeln etwa 15 Minuten unter Wenden braten. Mit Salz und Pfeffer würzen. Die Sonnenblumenkerne in einer beschichteten Pfanne ohne Fett goldbraun rösten. Beiseitestellen.

- Die Zwiebel und die Artischocken zu den Kartoffeln geben und 5 Minuten mitbraten. Die Tomaten unterheben. Mit dem Käse bestreuen und zugedeckt schmelzen lassen. Mit den Sonnenblumenkernen und der Petersilie bestreuen.

Pro Person: ca. 600 kcal, 25 g Eiweiß, 30 g Fett, 55 g Kohlenhydrate, 18 g Ballaststoffe

Abendessen

Spargelsalat mit Lachs

Zutaten für 2 Personen

- 500 g weißer Spargel
- Salz
- 200 g Aprikosen
- 300 g Lachsfilet
- frisch gemahlener schwarzer Pfeffer
- 1 TL Olivenöl
- 1 TL Butter
- 2 EL Sojasauce
- abgeriebene Schale und Saft von ½ Limette
- 2 EL schwarze Sesamsamen
- 1 EL gehackter Koriander

Zubereitung

- Den Spargel waschen, schälen und die Enden abschneiden. Die Stangen in Stücke schneiden und in gesalzenem Wasser 10–12 Minuten kochen. Herausnehmen und abtropfen lassen.
- Die Aprikosen waschen, halbieren, entsteinen und in Spalten schneiden. Das Lachsfilet waschen, trocken tupfen und in 2 gleich große Stücke schneiden. Mit Salz und Pfeffer würzen. Das Öl in einer beschichteten Pfanne erhitzen und den Lachs darin etwa 10 Minuten braten.
- Die Aprikosen in der heißen Butter 1 Minute anbraten. Den Spargel dazugeben und mit der Sojasauce ablöschen. Limettenschale und -saft hinzufügen. Abschmecken. Den Spargel mit dem Lachs anrichten. Mit dem Sesam und Koriander bestreuen.
- **Tipp:** Anstelle von Aprikosen schmeckt der Salat auch mit Zuckerschoten.

Pro Person: ca. 450 kcal, 37 g Eiweiß, 27 g Fett, 13 g Kohlenhydrate, 5 g Ballaststoffe

Frühstück

Dinkelmüsli mit Heidelbeeren und Zimtjoghurt

Zutaten für 2 Personen

- 40 g Dinkelflocken
- 20 g Chiasamen
- 30 g Walnusskerne
- 250 g Heidelbeeren
- 1 kleiner Apfel
- 400 g Vollmilchjoghurt
- ½ TL Vanillepulver
- ½ TL Zimt
- etwas flüssiges Stevia (optional)

Zubereitung

- Die Dinkelflocken und die Chiasamen mischen. Die Walnüsse grob hacken und dazugeben. Auf 2 Schälchen verteilen. Die Heidelbeeren verlesen und waschen. Den Apfel waschen, vierteln, entkernen und in Würfel schneiden. Beides mischen und auf die Flocken geben.

- Joghurt, Vanillepulver und Zimt verrühren. Nach Belieben mit Stevia abschmecken. Den Joghurt auf das Obst geben.

Pro Person: ca. 450 kcal, 17 g Eiweiß, 23 g Fett,
41 g Kohlenhydrate, 14 g Ballaststoffe

Mittagessen

Lachs mit gebratenem Radicchio

Zutaten für 2 Personen

- 100 g Salatgurke
- 1 Mango
- ½ Chilischote
- 1–2 EL Zitronensaft
- 2 EL Olivenöl
- 2 EL gehackte Minze
- Salz
- 350 g Lachsfilet
- 1 Bio-Limette
- 1 Kopf Radicchio
- 1 rote Zwiebel
- frisch gemahlener schwarzer Pfeffer
- 30 g Pinienkerne

Pro Person: ca. 580 kcal, 41 g Eiweiß, 38 g Fett, 18 g Kohlenhydrate, 5 g Ballaststoffe

Zubereitung

- Salatgurke schälen, der Länge nach halbieren und die Kerne entfernen. Mango schälen, Fruchtfleisch vom Stein abschneiden. Gurke und Mango in Würfel schneiden und mischen. Chilischote fein hacken. Zitronensaft, Chili, 1 EL Öl und Minze verrühren und über die Mango-Gurke-Mischung geben. Mit etwas Salz abschmecken.

- Lachsfilets waschen, trocken tupfen. Die Limette heiß waschen und in Scheiben schneiden. In einem Topf Salzwasser mit den Limettenscheiben aufkochen. Den Lachs hineingeben und 5 Minuten gar ziehen lassen.

- Radicchio putzen, waschen und in grobe Streifen schneiden. Zwiebel schälen, würfeln und im restlichen heißen Öl andünsten. Radicchio dazugeben und 3 Minuten braten. Mit Salz und Pfeffer würzen.

- Die Pinienkerne in einer beschichteten Pfanne ohne Fett rösten. Lachs herausnehmen und mit der Mango-Salsa und dem Radicchio anrichten. Mit Pinienkernen bestreuen.

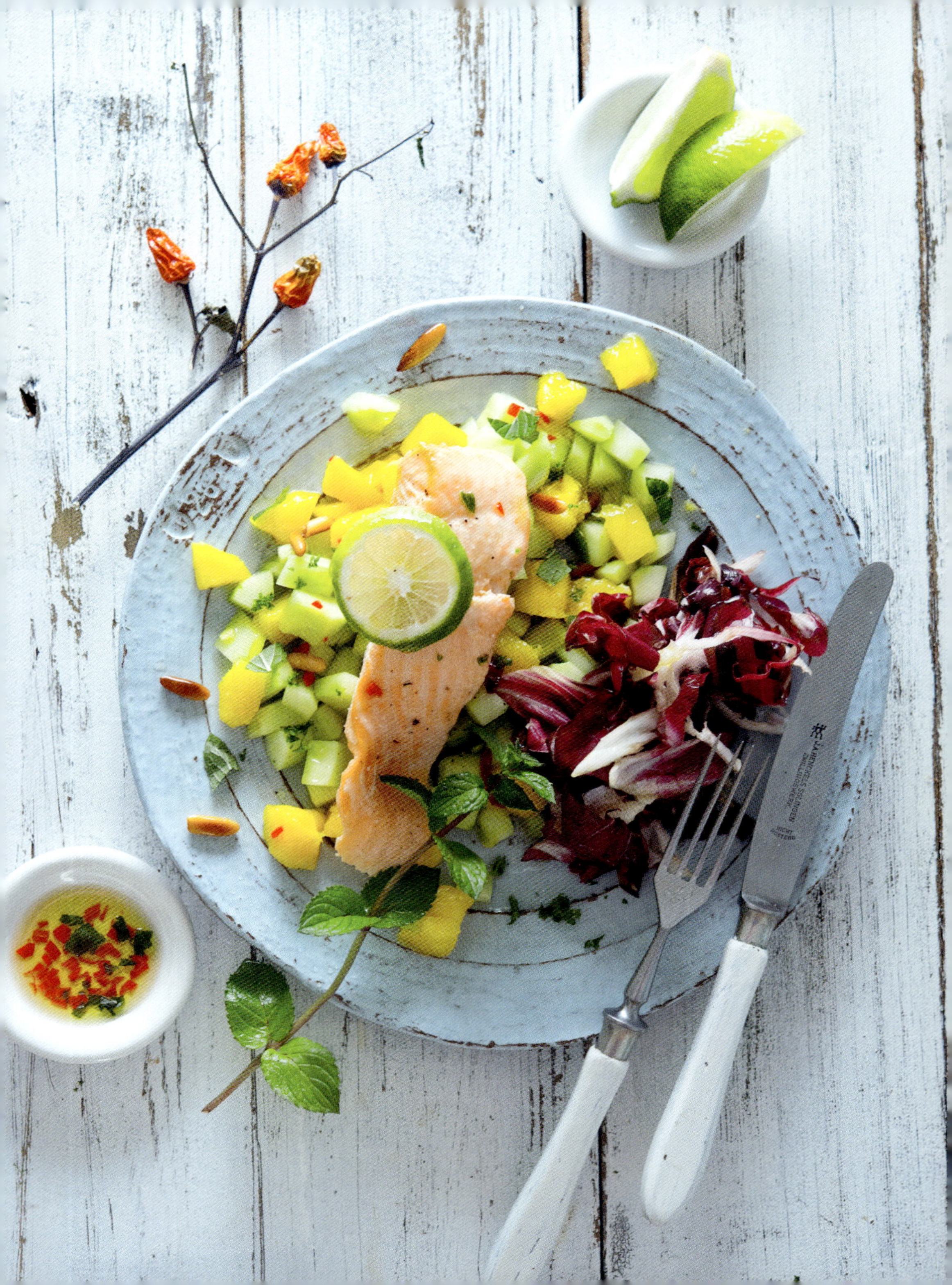

Abendessen

Spargel-Linsen-Salat mit Löwenzahn

Zutaten für 2 Personen

- 500 g weißer Spargel
- Salz
- 100 g Zuckerschoten
- 100 g rote Linsen
- 2 Eier
- 3 EL Zitronensaft
- 2 EL Gemüsebrühe
- 1 TL Senf
- 2 EL Schnittlauchröllchen
- frisch gemahlener schwarzer Pfeffer
- 2 EL Rapsöl
- 50 g Löwenzahn
- 20 g geschrotete Leinsamen

Pro Person: ca. 440 kcal, 27 g Eiweiß, 20 g Fett, 36 g Kohlenhydrate, 9 g Ballaststoffe

Zubereitung

- Den Spargel waschen, schälen und die Enden abschneiden. In Stücke schneiden und im gesalzenen Wasser 8–10 Minuten kochen.

- Die Zuckerschoten putzen, waschen und je nach Größe halbieren. In gesalzenem Wasser etwa 5 Minuten garen. Die Linsen nach Packungsanweisung ebenfalls in gesalzenem Wasser kochen. Die Eier hart kochen.

- Spargel, Zuckerschoten und Linsen abgießen, gut abtropfen lassen und in eine Schüssel geben. Zitronensaft, Brühe, Senf, Schnittlauch, Salz, Pfeffer und Öl verrühren. Über den Salat geben.

- Die Eier pellen und vierteln. Den Löwenzahn waschen und trocken tupfen. Den Löwenzahn unter den Salat mischen. Abschmecken. Mit den Leinsamen bestreuen und die Eier darauf anrichten.

Frühstück

Avocado mit Tofusalat

Zutaten für 2 Personen

- 2 kleine reife Avocados
- 1 EL Limettensaft
- 150 g Räuchertofu
- 1 Grapefruit
- 1 Becher Vollmilchjoghurt (150 g)
- Salz
- frisch gemahlener schwarzer Pfeffer
- Curry
- 20 g Walnusskerne

Zubereitung

- Die Avocados schälen, halbieren und den Kern entfernen. Das Fruchtfleisch in Spalten schneiden und mit dem Limettensaft beträufeln. Den Räuchertofu in Streifen schneiden und kurz scharf in der Pfanne anbraten. Die Grapefruit so schälen, dass die weiße Haut mit entfernt wird. Die Filets zwischen den Trennwänden herausschneiden, den Saft dabei auffangen.

- Joghurt, 1–2 EL Grapefruitsaft, Salz, Pfeffer und Curry verrühren. Abschmecken. Die Tofustreifen und die Grapefruit untermischen und auf den Avocadospalten verteilen. Die Walnüsse grob hacken und darüberstreuen.

Pro Person: ca. 440 kcal, 25 g Eiweiß, 30 g Fett, 17 g Kohlenhydrate, 7 g Ballaststoffe

Mittagessen

Gemüsereis-Frittata mit Löwenzahndip

Zutaten für 2 Personen

- 100 g Vollkornreis
- Salz
- 20 g getrocknete Tomaten
- 1 Bund Basilikum
- 1 Möhre
- 1 Zwiebel
- 2 EL Rapsöl
- frisch gemahlener schwarzer Pfeffer
- 75 g tiefgefrorene Erbsen
- 5 EL Gemüsebrühe
- 4 Eier
- 30 g geriebener Parmesan
- 2 junge Blätter Löwenzahn
- 100 g Salatgurke
- 1 Becher Vollmilch-joghurt (150 g)

Pro Person: ca. 590 kcal, 29 g Eiweiß, 29 g Fett, 53 g Kohlenhydrate, 6 g Ballaststoffe

Zubereitung

- Reis in gesalzenem Wasser kochen. In ein Sieb abgießen und abtropfen lassen.

- Getrocknete Tomaten würfeln. Basilikum waschen, trocken tupfen und fein hacken. Möhre und Zwiebel schälen, in Würfel schneiden und im heißen Öl andünsten. Mit Salz und Pfeffer würzen. Erbsen und Brühe dazugeben und 5 Minuten dünsten. Reis, getrocknete Tomaten und Basilikum untermischen.

- Eier verquirlen. Parmesan unterrühren und mit Salz und Pfeffer würzen. Über die Reis-Gemüse-Mischung geben und zugedeckt bei geringer Hitze 10 Minuten stocken lassen.

- Den Löwenzahn waschen, trocken tupfen und hacken. Gurke schälen, längs halbieren, entkernen und in Würfel schneiden. Joghurt, die Gurke und Löwenzahn verrühren. Mit Salz und Pfeffer abschmecken. Den Dip zur Frittata reichen.

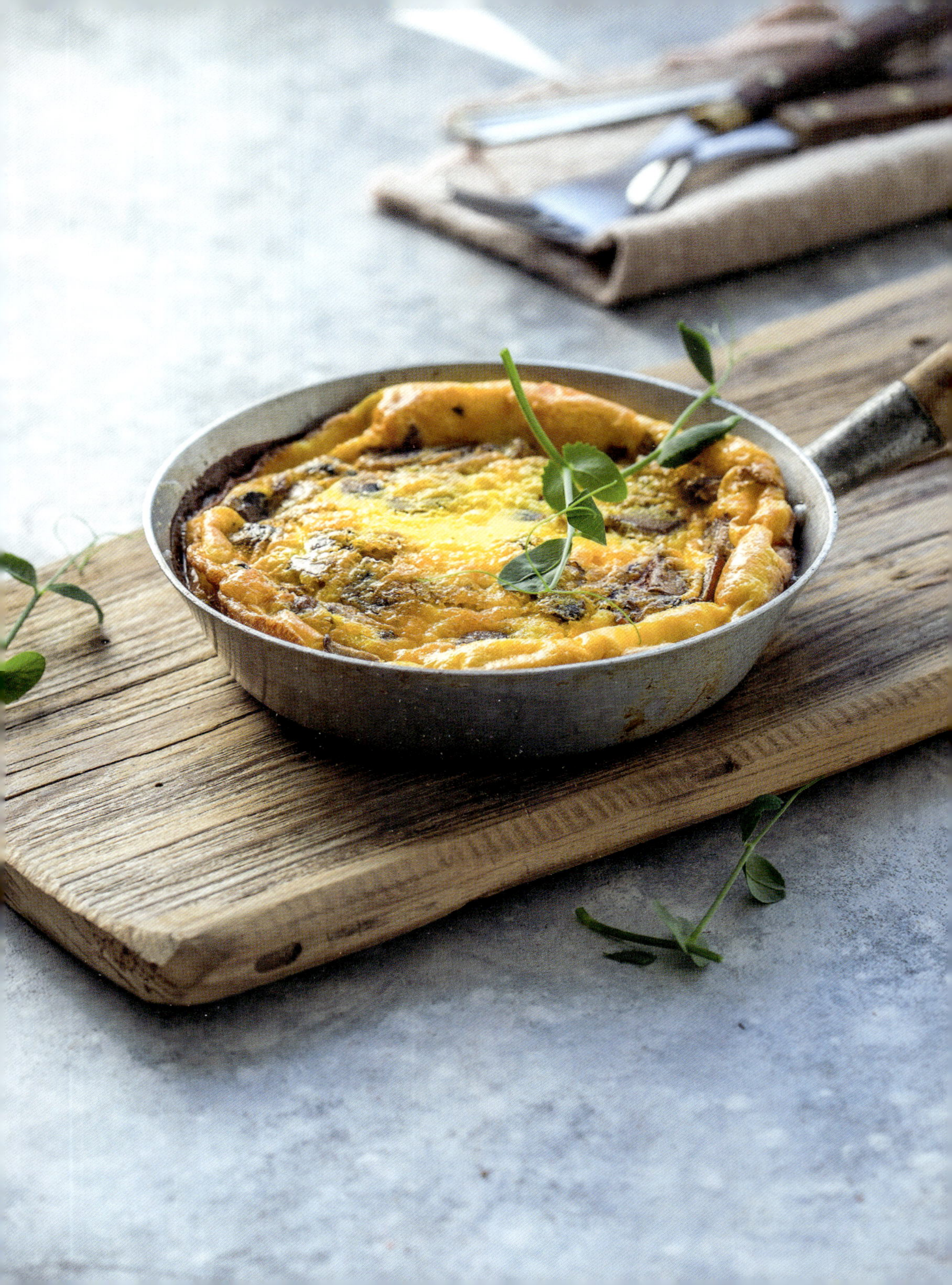

Abendessen

Gurken-Löwenzahn-Salat mit Stremellachs

Zutaten für 2 Personen

- 1 Salatgurke
- 1 reife Mango (ca. 350 g)
- 1 Chilischote
- 1 Lauchzwiebel
- 2 EL Gemüsebrühe
- 1 EL Limettensaft
- 1 EL Sojasauce
- Salz
- frisch gemahlener schwarzer Pfeffer
- 2 EL Olivenöl
- 50 g Löwenzahn
- 1 EL Chiasamen
- 200 g Stremellachs

Pro Person: ca. 450 kcal, 30 g Eiweiß, 28 g Fett, 18 g Kohlenhydrate, 5 g Ballaststoffe

Zubereitung

- Die Gurke schälen und in kleine Stücke schneiden. Die Mango schälen und das Fruchtfleisch an beiden Seiten am Kern entlang abschneiden. Das Fruchtfleisch in dünne Spalten schneiden. Die Chilischote halbieren, den Stielansatz und die Kerne entfernen. Die Chilischote waschen und sehr fein schneiden. Die Lauchzwiebel putzen, waschen und in feine Ringe schneiden. Alle vorbereiteten Zutaten mischen.

- Brühe, Limettensaft, Sojasauce, Salz, Pfeffer und Öl verrühren. Über den Salat geben und vermischen. Den Löwenzahn waschen, trocken tupfen und grob hacken. Den Löwenzahn unter den Salat mischen. Mit den Chiasamen bestreuen. Den Stremellachs dazu reichen.

- **Tipp:** Damit Sie eine wirklich reife und aromatische Mango bekommen, sollten Sie beim Einkauf auf die Bezeichnung »Flugmango« oder »genussreif« achten.

Frühstück

Mehrkornbrot mit Lachsröllchen und Ei

Zutaten für 2 Personen

- 2 Eier
- 4 Scheiben Räucherlachs (à 30 g)
- 75 g Frischkäse mit Joghurt
- 1 EL gehackter Dill
- 10 g Sesamsamen
- einige Blätter Endiviensalat
- 2 Scheiben Mehrkornbrot
- 10 g Butter
- 1 Bund Radieschen
- 1 Paprikaschote

Zubereitung

- Die Eier hart kochen, pellen und in Scheiben schneiden. Die Lachsscheiben nebeneinanderlegen. Frischkäse, Dill und Sesam verrühren. Auf die Lachsscheiben streichen, die Eischeiben daraufgeben und vorsichtig aufrollen.

- Die Salatblätter waschen und trocken tupfen. Die Brotscheiben mit Butter bestreichen und mit den Salatblättern belegen. Die Lachsröllchen daraufsetzen oder dazu essen.

- Die Radieschen und die Paprikaschote putzen, waschen, klein schneiden und zum Brot knabbern.

Pro Person: ca. 450 kcal, 30 g Eiweiß, 24 g Fett, 29 g Kohlenhydrate, 7 g Ballaststoffe

Mittagessen

Spargel-Kartoffel-Gemüse

Zutaten für 2 Personen

- 300 g festkochende Kartoffeln
- 500 g grüner Spargel
- 1 Zwiebel
- 2 EL Rapsöl
- Salz
- frisch gemahlener schwarzer Pfeffer
- 250 ml Gemüsebrühe
- 30 g gehobelte Haselnüsse
- 3 EL Sahne
- frisch geriebene Muskatnuss
- 1–2 EL Zitronensaft
- 2 EL Schnittlauchröllchen

Zubereitung

- Die Kartoffeln schälen, waschen und würfeln. Den Spargel waschen, die holzigen Enden abschneiden und in Stücke schneiden. Die Zwiebel schälen, fein würfeln und im heißen Öl andünsten. Die Kartoffeln und den Spargel dazugeben, andünsten und mit Salz und Pfeffer würzen. Mit der Brühe ablöschen und etwa 15 Minuten garen.

- Die Haselnüsse in einer beschichteten Pfanne leicht rösten. Beiseitestellen. Die Sahne unter das Gemüse rühren. Mit Muskat, Salz und Zitronensaft abschmecken. Mit den Haselnüssen und Schnittlauch bestreuen.

Pro Person: ca. 600 kcal, 32 g Eiweiß, 41 g Fett, 25 g Kohlenhydrate, 29 g Ballaststoffe

Abendessen

Avocado-Paprika-Salat mit Mozzarella

Zutaten für 2 Personen

- 2 Paprikaschoten
- 100 g Champignons
- 1 reife Avocado
- 1 EL Limettensaft
- 1 rote Zwiebel
- 1–2 EL Aceto balsamico
- 2 EL Gemüsebrühe
- Salz
- frisch gemahlener schwarzer Pfeffer
- 1 EL gehacktes Basilikum
- 2 EL Olivenöl
- 60 g Mozzarella
- 20 g Mandelblättchen
- 1 Vollkornbrötchen

Zubereitung

- Die Paprikaschoten putzen, waschen und in Streifen schneiden. Die Champignons putzen und in Scheiben schneiden. Die Avocado halbieren, den Kern entfernen, die Hälften schälen und in Würfel schneiden. Mit dem Limettensaft beträufeln. Die Zwiebel schälen und würfeln. Alle vorbereiteten Zutaten mischen.

- Essig, Brühe, Salz, Pfeffer, Basilikum und Öl verrühren. Abschmecken. Über den Salat geben. Den Mozzarella in dünne Scheiben schneiden und auf dem Salat anrichten. Mit den Mandelblättchen bestreuen. Das Brötchen in Scheiben schneiden und dazu reichen.

- **Tipp:** Etwas würziger schmeckt der Salat mit Schafskäse.

Pro Person: ca. 460 Kalorien, 15 g Eiweiß, 34 g Fett, 22 g Kohlenhydrate, 11 g Ballaststoffe

Frühstück

Beerensalat mit Zitronenschmand

Zutaten für 2 Personen

- 250 g Erdbeeren
- 250 g Brombeeren
- 100 g rote Johannisbeeren
- 2 EL Orangensaft
- 200 g Schmand
- 1 Becher Vollmilchjoghurt (150 g)
- abgeriebene Schale und Saft von ½ Bio-Zitrone
- 20 g Hanfsamen
- etwas flüssiges Stevia (optional)
- 20 g Cornflakes ohne Zucker

Zubereitung

- Die Erdbeeren waschen, putzen und je nach Größe halbieren oder vierteln. Die Brombeeren verlesen und waschen. Die Johannisbeeren waschen und mit einer Gabel von den Rispen streifen. Die Beeren mischen und mit dem Orangensaft beträufeln.

- Schmand, Joghurt, Zitronenschale und -saft sowie Hanfsamen verrühren. Nach Wunsch mit etwas Stevia abschmecken. Auf den Beeren anrichten und die Cornflakes darüberbröseln.

Pro Person: ca. 450 kcal, 12 g Eiweiß, 28 g Fett, 33 g Kohlenhydrate, 12 g Ballaststoffe

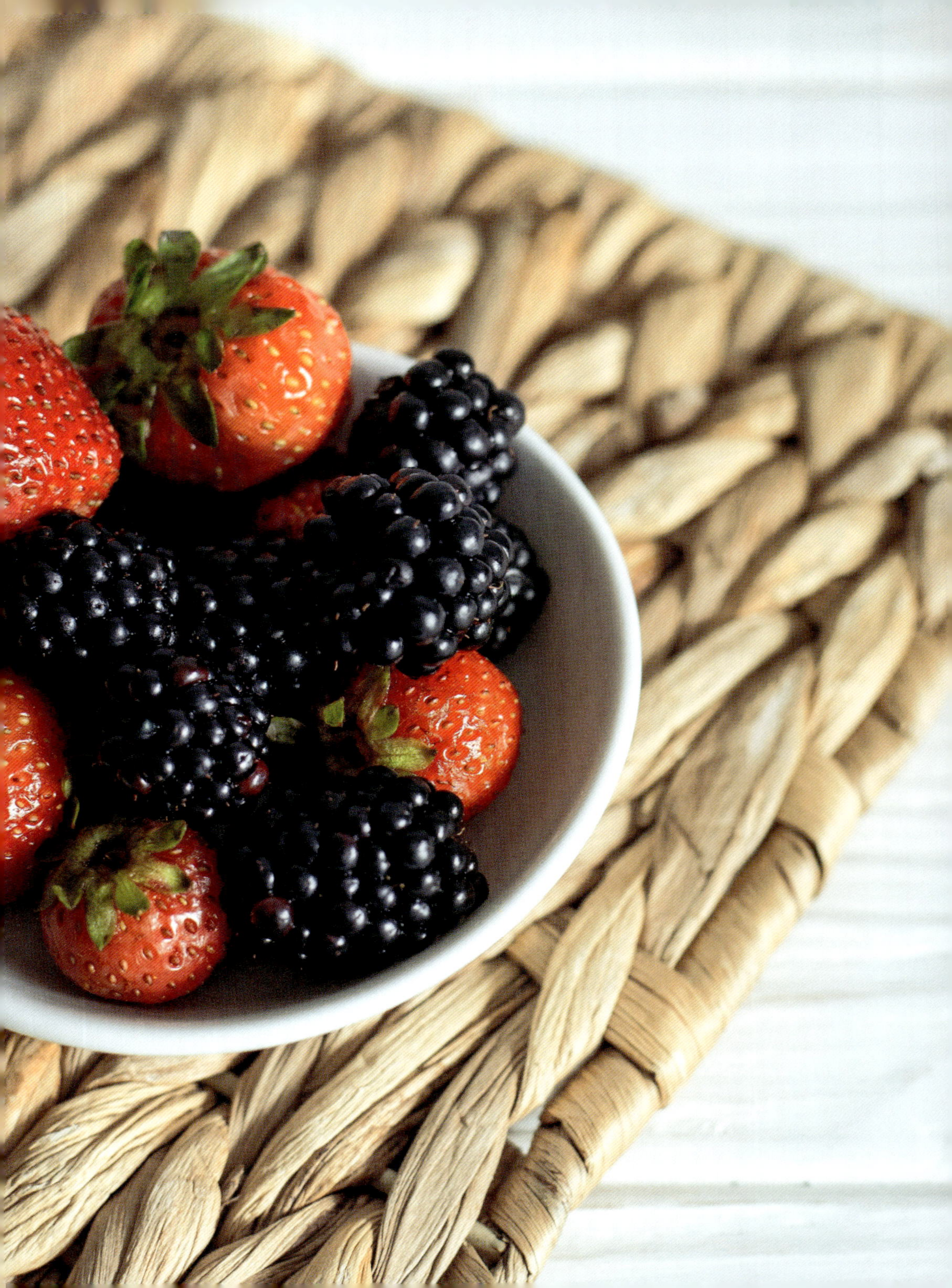

Mittagessen

Lachsfilet mit Kartoffelkruste

Zutaten für 2 Personen

- 350 g Lachsfilet
- Salz
- frisch gemahlener schwarzer Pfeffer
- 1 TL geriebener Meerrettich aus dem Glas
- 1 kleine festkochende Kartoffel
- 1 TL Butter
- 2 EL Fischfond oder Weißwein
- 75 g Pflücksalat
- 100 g Kirschtomaten
- 1 Salatgurke
- 8 schwarze Oliven
- 2 EL Aceto balsamico
- 1 EL Gemüsebrühe
- 2 EL Olivenöl
- 2 EL gehackte Petersilie
- 1 EL Sonnenblumenkerne

Pro Person: ca. 600 kcal, 40 g Eiweiß, 42 g Fett, 13 g Kohlenhydrate, 4 g Ballaststoffe

Zubereitung

- Den Backofen auf 180 °C vorheizen. Das Lachsfilet waschen, trocken tupfen und in 2 gleich große Stücke schneiden. Mit Salz und Pfeffer würzen. In eine flache Auflaufform legen. Mit dem Meerrettich bestreichen. Die Kartoffel schälen, waschen und grob raspeln. Auf dem Fisch verteilen. Die Butter in kleinen Flöckchen daraufgeben. Den Fond oder den Wein in die Form geben und den Fisch im Ofen etwa 20 Minuten garen.

- Den Pflücksalat verlesen, waschen und trocken schleudern. Die Tomaten waschen und halbieren. Die Gurke schälen, längs halbieren und in Stücke schneiden. Alles mischen. Die Oliven dazugeben. Aceto, Brühe, Salz, Pfeffer und Öl verrühren. Abschmecken. Über den Salat geben und untermischen. Mit der Petersilie und den Sonnenblumenkernen bestreuen. Mit dem Fisch anrichten.

- **Tipp:** Der Meerrettich schmeckt auch als Würze in Quark und eignet sich als Brotaufstrich.

Abendessen

Radicchiosalat mit zweierlei Käse

Zutaten für 2 Personen

- 1 Kopf Radicchio
- 1 Papaya
- 1 Schalotte
- 50 g Greyerzer
- 50 g Camembert
- 3 EL Aceto balsamico
- 1 TL Senf
- Salz
- frisch gemahlener schwarzer Pfeffer
- 1 EL Rapsöl
- 2 Scheiben Dinkelbrot
- 30 g gehackte Haselnüsse

Zubereitung

- Den Radicchio putzen, waschen und in Stücke schneiden. Die Papaya halbieren, entkernen und schälen. Das Fruchtfleisch in dünne Spalten schneiden. Die Schalotte schälen und in Ringe schneiden. Den Käse klein schneiden. Alle vorbereiteten Zutaten mischen.

- Aceto balsamico, Senf, Salz, Pfeffer und Öl verrühren. Über den Salat geben. Abschmecken. Das Brot in Würfel schneiden und mit den Haselnüssen zusammen in einer beschichteten Pfanne kurz rösten. Die Croûtons dazu essen.

- **Tipp:** Sie können auch den Käse weglassen und durch gebratenes Hähnchenfleisch ersetzen.

Pro Person: ca. 440 kcal, 18 g Eiweiß, 27 g Fett,
32 g Kohlenhydrate, 9 g Ballaststoffe

Frühstück

Rucola-Avocado-Smoothie und Rohkost

Zutaten für 2 Personen

- 30 g Rucola
- 1 reife Avocado
- 1 Apfel
- Saft von 1 Limette
- 1 EL gehackte Petersilie
- 400 ml Kefir
- 30 g Hanfsamen
- Salz
- frisch gemahlener schwarzer Pfeffer
- Cayennepfeffer
- etwas Mineralwasser (optional)
- 2 Paprikaschoten
- 150 g Salatgurke
- 100 g körniger Frischkäse

Zubereitung

- Den Rucola verlesen, waschen und die groben Stiele entfernen. Die Avocado schälen, halbieren und den Kern entfernen. Das Fruchtfleisch klein schneiden. Den Apfel schälen, vierteln, entkernen und klein schneiden. Alle vorbereiteten Zutaten in einen Mixer geben. Den Limettensaft, die Petersilie und den Kefir dazugeben und pürieren. Die Hanfsamen untermixen. Mit Salz, Pfeffer und Cayennepfeffer abschmecken.

- Den Smoothie in Gläser füllen. Sollte er zu dicklich sein, etwas Mineralwasser unterrühren.

- Die Paprika putzen, waschen und in Streifen schneiden. Die Salatgurke schälen und in Stifte schneiden. Den Frischkäse dazu essen.

Pro Person: ca. 460 kcal, 20 g Eiweiß, 27 g Fett, 29 g Kohlenhydrate, 13 g Ballaststoffe

Mittagessen

Brokkolicurry mit gebratenem Tofu

Zutaten für 2 Personen

- 500 g Brokkoli
- 300 g festkochende Kartoffeln
- 1 Zwiebel
- 1 Knoblauchzehe
- 1 Chilischote
- 2 EL Rapsöl
- 1 EL Tomatenmark
- 1 TL Curry
- 200 ml ungesüßte Kokosmilch
- 200 ml Gemüsebrühe
- 200 g Tofu
- Salz
- 2 EL Hanfsamen (20 g)

Pro Person: ca. 590 kcal, 27 g Eiweiß, 39 g Fett, 30 g Kohlenhydrate, 12 g Ballaststoffe

Zubereitung

- Den Brokkoli putzen, waschen und in kleine Röschen teilen. Die Kartoffeln schälen, waschen und in Würfel schneiden. Die Zwiebel und den Knoblauch schälen und fein hacken. Die Chilischote längs halbieren, nach Wunsch entkernen, waschen und fein hacken.
- Die Zwiebel, den Knoblauch und die Chilischote in 1 EL heißem Öl andünsten. Das Tomatenmark und den Curry dazugeben und andünsten. Die Kartoffeln hinzufügen, andünsten und mit der Kokosmilch und der Brühe ablöschen. Etwa 10 Minuten köcheln lassen.
- Den Tofu in Würfel schneiden und im restlichen heißen Öl etwa 5 Minuten braten. Den Brokkoli zu den Kartoffeln geben und weitere 6 Minuten garen. Den Tofu dazugeben. Mit Salz abschmecken. Mit den Hanfsamen bestreuen.

Abendessen

Artischocken-Thunfisch-Salat

Zutaten für 2 Personen

- 1 Dose Artischockenherzen (240 g Abtropfgewicht)
- 1 Dose Thunfisch naturell (185 g Einwaage)
- 1 Dose weiße Bohnen (240 g Abtropfgewicht)
- 1 Paprikaschote
- 2 Lauchzwiebeln
- 1 TL Kapern
- 30 g Pinienkerne
- ½ Bund Basilikum
- 2 EL Weißweinessig
- Salz
- frisch gemahlener schwarzer Pfeffer
- 1 TL mittelscharfer Senf
- 2 EL Olivenöl

Pro Person: ca. 460 kcal, 40 g Eiweiß, 19 g Fett, 30 g Kohlenhydrate, 20 g Ballaststoffe

Zubereitung

- Die Artischocken abtropfen lassen und in Stücke schneiden. Den Thunfisch abtropfen lassen und etwas zerpflücken. Die Bohnen abgießen, kalt abspülen und gut abtropfen lassen. Die Paprikaschote und die Lauchzwiebeln putzen, waschen und in Stücke schneiden. Alle vorbereiteten Zutaten mischen. Die Kapern dazugeben.

- Die Pinienkerne in einer beschichteten Pfanne rösten. Beiseitestellen. Das Basilikum waschen, trocken tupfen und grob hacken. Essig, Salz, Pfeffer, Senf und Öl verrühren. Abschmecken. Das Dressing und das Basilikum über den Salat geben und vermischen. Mit den Pinienkernen bestreuen.

- **Tipp:** Dieser Salat ist perfekt, wenn es mal wirklich ruckzuck gehen soll. Wer keinen Thunfisch mag, ersetzt ihn durch 2 hart gekochte Eier.

Frühstück

Pilzomelett mit Löwenzahn

Zutaten für 2 Personen

- 50 g Champignons
- 2 Lauchzwiebeln
- 1 EL Rapsöl
- 100 g tiefgefrorene Erbsen
- Salz
- frisch gemahlener schwarzer Pfeffer
- 4 junge Löwenzahnblätter
- 4 Eier
- 10 g Butter
- 20 g geriebener Parmesan
- 10 g Chiasamen

Pro Person: ca. 440 kcal, 29 g Eiweiß, 31 g Fett, 11 g Kohlenhydrate, 6 g Ballaststoffe

Zubereitung

- Die Pilze in Scheiben schneiden. Die Lauchzwiebeln putzen, waschen und in feine Ringe schneiden. Das Öl in einer beschichteten Pfanne erhitzen und die Lauchzwiebeln darin andünsten. Die Pilze und Erbsen dazugeben und 3 Minuten dünsten. Mit Salz und Pfeffer würzen. Herausnehmen.

- Die Löwenzahnblätter waschen, trocken tupfen und grob hacken. Eier, Salz und Pfeffer verquirlen. Die Butter in einer beschichteten Pfanne erhitzen und nacheinander 2 Omeletts backen. Dafür die Hälfte der Eimasse hineingeben und stocken lassen.

- Die Hälfte des Gemüses, der Pilze und des Parmesans daraufgeben und die gestockte Masse zur Mitte hin darüberklappen. Dann das Omelett vorsichtig aus der Pfanne gleiten lassen. Auf die gleiche Art das zweite Omelett zubereiten. Den Löwenzahn und die Chiasamen auf beide Omeletts verteilen.

Mittagessen

Dinkelnudeln mit Löwenzahnpesto

Zutaten für 2 Personen

- 4 junge Blätter Löwenzahn
- 3 EL gehacktes Basilikum
- 30 g geriebener Manchego
- 25 g gehackte Mandeln
- 3 EL Olivenöl
- 2 EL Orangensaft
- Salz
- Chiliflakes
- 250 g grüne Bohnen
- 150 g Dinkelnudeln

Zubereitung

- Für das Pesto den Löwenzahn waschen, trocken tupfen und hacken. Löwenzahn, Basilikum, Manchego, Mandeln, Öl und Orangensaft mit dem Stabmixer fein pürieren. Mit Salz und Chili abschmecken.

- Die Bohnen putzen, waschen und in reichlich gesalzenem Wasser etwa 15 Minuten kochen. Die Nudeln nach 5 Minuten dazugeben und mitkochen. Abgießen, dabei etwa 150 ml Kochwasser auffangen.

- Die Nudeln und die Bohnen wieder in den Topf geben. Das Pesto untermischen. Eventuell noch etwas Kochwasser dazugeben.

Pro Person: ca. 590 kcal, 21 g Eiweiß, 29 g Fett, 58 g Kohlenhydrate, 11 g Ballaststoffe

Abendessen

Radicchiosalat mit Grapefruit

Zutaten für 2 Personen

- 1 Kopf Radicchio
- 50 g Rucola
- 1 Grapefruit
- 1 Becher Vollmilchjoghurt (150 g)
- 1 TL Curry
- Salz
- frisch gemahlener schwarzer Pfeffer
- etwas flüssiges Stevia (optional)
- 30 g Walnusskerne
- 300 g Hähnchenbrustfilet
- 1 EL Rapsöl
- 2 EL Chiasamen

Pro Person: ca. 460 kcal, 44 g Eiweiß, 23 g Fett, 13 g Kohlenhydrate, 6 g Ballaststoffe

Zubereitung

- Den Radicchio putzen, waschen, klein schneiden und trocken schleudern. Den Rucola verlesen, waschen und trocken tupfen. Die Grapefruit so dick schälen, dass die weiße Haut mit entfernt wird. Die Filets zwischen den Trennwänden herausschneiden und den Saft auffangen. Alle vorbereiteten Zutaten mischen.

- Joghurt, Curry, Salz, Pfeffer und Grapefruitsaft verrühren. Nach Wunsch mit etwas Stevia abschmecken. Das Dressing über den Salat geben. Die Walnüsse grob hacken.

- Das Hähnchenbrustfilet waschen, trocken tupfen und in Würfel schneiden. Im heißen Öl etwa 4 Minuten braten. Mit Salz und Pfeffer würzen. Das Fleisch auf dem Salat anrichten. Mit den Walnüssen und den Chiasamen bestreuen.

- **Tipp:** Der Salat schmeckt auch super mit gebratenen Garnelen.

Frühstück

Spiegelei mit Putenbrust und Champignons

Zutaten für 2 Personen

- 400 ml Buttermilch
- 3 EL gehackte Petersilie
- 1 EL Hanfsamen
- 250 g Champignons
- 1 rote Zwiebel
- 100 g geräucherte Putenbrust in Scheiben
- 10 g Butter
- 4 Eier
- Salz
- frisch gemahlener schwarzer Pfeffer
- 400 g Tomaten
- 50 g Radicchio
- 1 EL Aceto balsamico
- 2 Scheiben Mehrkorn-knäckebrot

Pro Person: ca. 450 kcal, 41 g Eiweiß, 18 g Fett, 28 g Kohlenhydrate, 8 g Ballaststoffe

Zubereitung

- Die Buttermilch, die Petersilie und die Hanfsamen mit einem Pürierstab aufschlagen.
- Champignons putzen und in Scheiben schneiden. Zwiebel schälen und fein würfeln. Putenbrust in Streifen schneiden. Butter in einer beschichteten Pfanne erhitzen und Champignons darin etwa 5 Minuten braten. Zwiebel und Putenbrust dazugeben und kurz mitbraten. Die Eier vorsichtig daraufschlagen, mit Salz und Pfeffer würzen und stocken lassen.
- Tomaten waschen, in Scheiben schneiden. Mit Salz und Pfeffer würzen. Radicchio putzen, waschen, in feine Streifen schneiden und über die Tomaten streuen und mit dem Aceto beträufeln. Spiegeleier daraufsetzen. Das Knäckebrot dazu essen.
- **Tipp:** Statt Putenbrust eignet sich auch 100 g geräucherter Tofu.

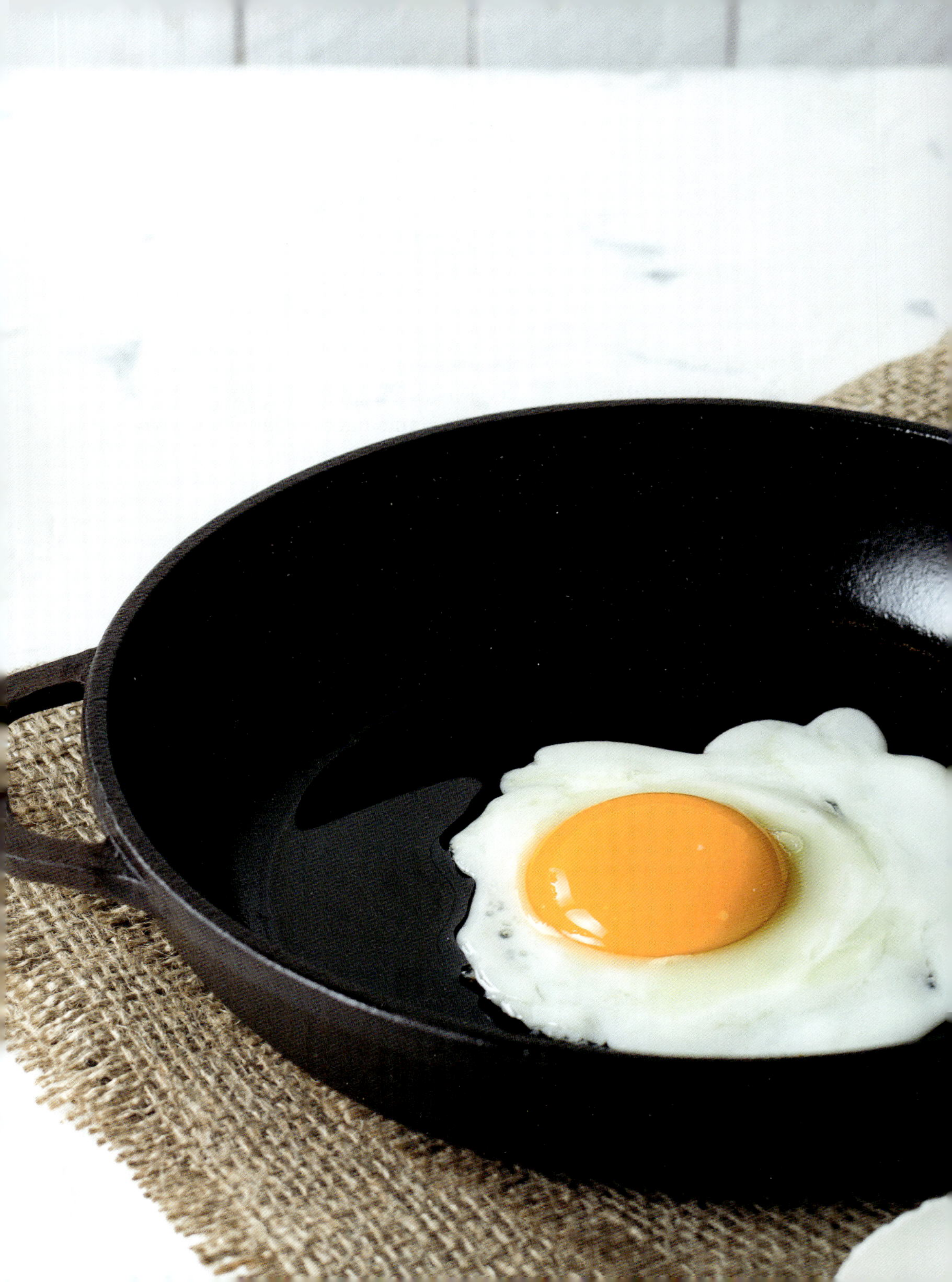

Mittagessen

Orientalischer Gemüseeintopf

Zutaten für 2 Personen

- ½ Hokkaidokürbis (ca. 350 g)
- 1 Stange Lauch
- 200 g Möhren
- 1 Zwiebel
- 1 Knoblauchzehe
- 1 Stück Ingwer (10 g)
- 2 EL Olivenöl
- 1 EL Curry
- 1 Prise Zimt
- ½ TL Kreuzkümmel
- 750 ml Gemüsebrühe
- 75 g rote Linsen
- Salz
- 1 Becher saure Sahne (150 g)
- 2 EL gehackte Minze
- 2 EL Hanfsamen (20 g)

Pro Person: ca. 590 kcal, 20 g Eiweiß, 35 g Fett, 45 g Kohlenhydrate, 16 g Ballaststoffe

Zubereitung

- Den Kürbis waschen und in Würfel schneiden. Den Lauch putzen, waschen und in Ringe schneiden. Die Möhren schälen und in Scheiben schneiden. Die Zwiebel, den Knoblauch und den Ingwer schälen, fein würfeln und im heißen Öl andünsten. Die Gewürze dazugeben und andünsten. Das Gemüse hinzufügen, kurz mitdünsten und mit der Brühe ablöschen. Etwa 10 Minuten garen.
- Die Linsen in gesalzenem Wasser etwa 5 Minuten kochen. In ein Sieb abgießen und abtropfen lassen.
- Die saure Sahne, die Minze und die Hanfsamen verrühren. Mit Salz würzen. Die Linsen in den Eintopf geben und abschmecken. Den Dip dazu reichen.
- **Tipp:** Mit 250 g Hähnchen- oder Putenbrustfilet zaubern Sie aus diesem Gericht etwas für alle, die nicht auf Fleisch verzichten möchten.

Abendessen

Thunfisch-Radicchio-Salat

Zutaten für 2 Personen

- 300 g Prinzessbohnen
- Salz
- 3 EL Weißweinessig
- 2 EL Gemüsebrühe
- frisch gemahlener schwarzer Pfeffer
- 2 EL Rapsöl
- 1 Ei
- 1 kleiner Kopf Radicchio
- 200 g Tomaten
- 1 Scheibe Vollkorn-toastbrot
- 200 g Thunfischfilet

Pro Person: ca. 450 kcal, 31 g Eiweiß, 29 g Fett, 16 g Kohlenhydrate, 6 g Ballaststoffe

Zubereitung

- Die Bohnen putzen, waschen und in gesalzenem Wasser etwa 15 Minuten kochen. Abgießen, abtropfen lassen und in eine Schüssel geben. 1 EL Essig, Brühe, Salz, Pfeffer und 1 EL Öl verrühren und mit den Bohnen mischen. Etwa 40 Minuten durchziehen lassen.

- Das Ei hart kochen, pellen und achteln. Den Radicchio putzen, waschen und in Streifen schneiden. Die Tomaten waschen, in Scheiben schneiden und dabei die Stielansätze entfernen. Das Brot im Toaster rösten und in Würfel schneiden.

- Den Thunfisch waschen, trocken tupfen und in mundgerechte Stücke schneiden. Das restliche Öl in einer beschichteten Pfanne erhitzen und den Thunfisch darin 1 Minute braten. Mit Salz und Pfeffer würzen. Herausnehmen. Das Ei, die Tomaten und den Radicchio unter die Bohnen mischen. Mit dem Thunfisch und den Brotwürfeln anrichten.

Hilfreiche Adressen

Deutsche Leberstiftung
Carl-Neuberg-Str. 1
30625 Hannover
www.deutsche-leberstiftung.de

Deutsche Leberhilfe e. V.
Krieler Str. 100
50935 Köln
www.leberhilfe.org

Deutsche Gesellschaft für Gastroenterologie, Verdauungs- und Stoffwechselkrankheiten e. V.
Olivaer Platz 7
10707 Berlin
(Auf der Homepage sind die aktuellen Leitlinien zur Diagnostik und Therapie von Fettlebererkrankungen zu finden)
www.dgvs.de

Gastro-Liga
Deutsche Gesellschaft zur Bekämpfung der Krankheiten von Magen, Darm und Leber sowie von Störungen des Stoffwechsels und der Ernährung
Gastro-Liga e. V.
Friedrich-List-Str. 13
35398 Gießen
www.gastro-liga.de

Deutsche Diabetes Gesellschaft e. V. (DDG)
Albrechtstraße 9
10117 Berlin
www.deutsche-diabetes-gesellschaft.de
www.ddg.info

Glossar

A

Adipokine = Fettgewebshormone

AFP = Abkürzung für Alpha-1-Fetoprotein, dient als Tumormarker im Blut und kann bei Leberkrebs erhöht sein

ALD = Alkohol-assoziierte Lebererkrankung *(Alcohol-associated liver disease)*

ALT = Alanin-Aminotransferase, wichtiger Laborparameter, der eine Leberzellschädigung anzeigt; auch als GPT (Glutamat-Pyrivat-Transaminase) bezeichnet

Ammoniak = Körpereigenes Abbauprodukt, das bei Zerlegung von Eiweißbaustoffen anfällt und für den Organismus giftig ist

ASH = Alkohol-assoziierte Steatohepatitis; bezeichnet eine durch Alkohol ausgelöste Fettleberentzündung

AST = Aspartat-Aminotransferase, wichtiger Laborparameter, der eine Leberzellschädigung anzeigt; auch als GOT (Glutamat-Oxalacetat-Transaminase) bezeichnet

Aszites = Bauchwassersucht, die infolge schwerer Lebererkrankungen (Leberzirrhose) auftreten kann; dabei kommt es zu einer Flüssigkeitsansammlung in der Bauchhöhle, die beim Patienten zu Gewichtszunahme und einer Vorwölbung des Bauches führen kann

B

Bilirubin = Körpereigenes Abbauprodukt, das beim Abbau des roten Blutfarbstoffes Hämoglobin entsteht; Bilirubin wird von der Leber in eine wasserlösliche Form gebracht und dann mit der Gallenflüssigkeit über den Darm ausgeschieden

Biopsie = Gewebsentnahme aus einem Organ, zum Beispiel Leberbiopsie. Dient der weiteren Untersuchung unter dem Mikroskop, um Ursache und Ausmaß der Schädigung festzustellen.

C

Cholesterin = Baustein für Hormone und Zellen sowie Vorstufe der Gallensäuren. Cholesterin wird zum Teil über die Nahrung aufgenommen und zum Teil von der Leber selbst produziert.

D

Diabetes mellitus (DM) = Stoffwechselerkrankung, die zu erhöhten Blutzuckerwerten führt. Man unterscheidet mehrere verschiedene Formen: Beim Typ-1-Diabetes (meist bei Kindern und Jugendlichen) kann der Körper kein Insulin mehr bilden; beim Typ-2-Diabetes sind Fehlernährung, Übergewicht, Bewegungsmangel und auch genetische Ursachen verantwortlich. Patienten mit einem DM haben ein höheres Risiko für eine Fettleber

Dyslipidämie = Störung der Blutfette – gemeint ist meist eine Erhöhung des Gesamtcholesterins und/oder der Triglyceride oder ein niedriger HDL-Cholesterinwert

E

Elastografie = bildgebendes Verfahren zur Beurteilung der Bindegewebsdichte in der Leber (Lebersteifigkeit), welches zur Diagnose einer Fibrose/Zirrhose angewandt wird; kann in vielen Fällen die Leberbiopsie zur Diagnose einer Fibrose ersetzen

F

Fettleber = Ansammlung von Fett in mehr als 5 Prozent der Leberzellen; Fachbegriff: Steatose. Ursachen sind meist Alkoholkonsum oder Stoffwechselstörung; Folgen können eine Fettleberhepatitis (Entzündung der Leber) oder eine Fibrose/Zirrhose sein.

FIB-4 = Fibrose-Score, der aus vier Laborwerten errechnet wird. Dient der Beurteilung einer potenziellen Leberfibrose bei MASLD

Fibrose = Krankhafte Zunahme von Bindegewebe in der Leber, meist als Folge lang anhaltender Schädigung (Entzündung/Fetteinlagerung); kann in eine Zirrhose übergehen

FLI = *Fatty Liver Index*, Berechnungsformel zur Abschätzung für das Risiko einer Fettleber

Fruktose = Fruchtzucker

G

Glukose = Traubenzucker

Glykogen = Speicherform von Zucker in der Leber

GGT = Gamma-Glutamyl-Transferase, Leberwert im Labor; kann erhöht sein bei Gallenerkrankungen, Alkohol- und Medikamentenkonsum, MASLD

GOT = Glutamat-Oxalacetat-Transaminase, siehe auch AST = Aspartat-Aminotransferase

GPT = Glutamat-Pyrivat-Transaminase, siehe auch ALT = Alanin-Aminotransferase

H

HCC = Abkürzung für hepatozelluläres Karzinom, Fachbegriff für Leberkrebs

Hepatitis = Leberentzündung, zum Beispiel durch Viren oder auch Fetteinlagerung bedingt; bei anhaltender Entzündung besteht das Risiko für eine Fibrose

Hepatozyten = Fachausdruck für Leberzellen

I

Ikterus = Gelbsucht

Insulinresistenz = Stoffwechsellage bei metabolischem Syndrom, die zu Diabetes Typ 2 führen kann. Bei einem hohen Blutzuckerspiegel wird vermehrt Insulin in der Bauchspeicheldrüse gebildet und ausgeschüttet, um den Zuckerüberschuss im Blut durch die Aufnahme von Zucker in die Leber- und Muskelzellen zu senken. Kommt es nun dauerhaft zu einem Zuckerüberschuss im Blut, so steigert die Bauchspeicheldrüse fortwährend die Insulinproduktion. Die Leber- und Muskelzellen stumpfen bei einer solchen Überproduktion von Insulin jedoch mit der Zeit ab und reagieren nicht mehr – sie werden also resistent gegen das Insulinsignal und nehmen weniger Zucker in die Zelle auf.

L

Leberbiopsie = Entnahme einer Gewebeprobe aus der Leber

Leberwerte = Werte, die anhand einer Blutuntersuchung im Labor gemessen werden und Auskunft über Schädigungen der Leberzellen geben können (GOT; GPT; GGT; AP, Bilirubin)

Leberzirrhose = Narbige Schrumpfung und Verhärtung der Leber, die infolge chronischer Entzündung der Leber durch Vermehrung von Bindegewebe entsteht. Die Leberzirrhose kann Folge einer chronischen Hepatitis B oder Hepatitis C, einer Autoimmunhepatitis oder einer Fettleberhepatitis sein und geht immer auch mit einem Verlust der Leberfunktionen einher.

M

MASH = Metabolische Dysfunktion-assoziierte Steatohepatitis (vormals NASH), eine stoffwechselbedingte Fettleberentzündung

MASLD = Metabolische Dysfunktion-assoziierte steatotische Lebererkrankung (vormals NAFLD), stoffwechselbedingte Fettlebererkrankung

MetALD = Metabolische Dysfunktion-assoziierte Lebererkrankung mit erhöhtem Alkoholgebrauch

Metabolisches Syndrom = Kombination aus verschiedenen Erkrankungen, die als wichtigster Risikofaktor für die Entstehung von Herz-Kreislauf-Erkrankungen angesehen wird: Übergewicht (Adipositas), Bluthochdruck (Hypertonie), Fettstoffwechselstörung, erhöhter Blutzuckerspiegel durch zu geringe Insulinwirkung (Insulinresistenz).

N

NAFLD = alte Bezeichnung für MASLD

NASH = alte Bezeichnung für MASH

NIT = Nicht-invasive Tests. Gemeint sind Testverfahren wie Bluttests (FIB-4) oder Elastografie, um den Grad der Leberfibrose ohne Biopsie einzuschätzen

O

Omega-3-Fettsäuren = Mehrfach ungesättigte Fettsäuren, die vor allem in Seefisch, Leinöl oder Walnüssen zu finden sind

P

Pfortader = Große Vene, die nährstoffreiches Blut aus dem Darm zur Leber transportiert und in der Leberpforte in die Leber eintritt

Probiotika = Lebende Mikroorganismen, die den Aufbau einer gesunden Darmflora unterstützen

Protein = Eiweißverbindung

Q

Quick-Wert = Labortest, der Störungen von bestimmten Gerinnungsfaktoren im Blut erfasst und Auskunft über den Funktionszustand der Blutgerinnung beim Patienten geben kann

S

Sonografie = Ultraschalluntersuchung

Steatosis hepatis = Fachbegriff für Fettleber

Stoffwechsel = Alle biochemischen Vorgänge im Körper, die durch Aufbau, Umbau und Abbau von Nährstoffen zur Energiegewinnung und Bereitstellung lebenswichtiger Substanzen beitragen

Z

Zirrhose = siehe Leberzirrhose

Impressum

1. Auflage

Das vorliegende Buch ist sorgfältig erarbeitet worden. Dennoch erfolgen alle Angaben ohne Gewähr. Weder Autorin noch Verlag können für eventuelle Nachteile oder Schäden, die aus den im Buch gegebenen Hinweisen resultieren, eine Haftung übernehmen. Bei ernsthaften Gesundheitsbeschwerden konsultieren Sie unbedingt eine Ärztin oder einen Arzt.

Projektleitung: Dr. Harald Kämmerer
Redaktion: Susanne Schneider
Rezepte und Redaktion: Regina Rautenberg
Umschlaggestaltung, Innenlayout, Satz: OH, JA! (www.oh-ja.com)
Illustration: Bettina Kammerer, München; Seite 28: Bettina Kammerer, München, Seite 31 unter Verwendung von Motiven von mauritius images/Science Source/Biophoto Associates und Getty Images/Michael Abbey, außer: Seite 11: Steffen Baumgartl, München; Seiten 30 und 69: Grafiken modifiziert nach: EASL–EASD–EASO Clinical Practice Guidelines on the management of metabolic dysfunction-associated steatotic liver disease (MASLD); European Association for the Study of the Liver (EASL)European Association for the Study of Diabetes (EASD) European Association for the Study of Obesity (EASO) et al. *Journal of* Hepatolog 81,(3), S. 492–542

Bildnachweis: Seite 65: Prof. Jung. Leberzentrum München
Foodfotos: Udo Einenkel, Foodstyling: (Roland Göbel/Udo Einenkel), außer: shutterstock: Seite 99 (shockfactor), Seite 101 (woopics), Seite 119 (Vladislav Noseek), Seite 126 (Didebahvili.GEO), Seite 147 (Aleksei Isachenko), Seite 171 (Anna_Pustynnikova), Seite 179 (OlgaBombologna), Seite 189 (photolampckoa), Seite 201 (Sokor Space), Seite 207 (PhytoPhoto), Seite 217 (Sergli Tverdokhlibov)

Herstellung: Timo Wenda
Reproduktion: Mohn Media Mohndruck GmbH, Gütersloh
Druck & Bindung: UAB BALTO print, Vilnius
Printed in Lithuania

MIX
Papier | Fördert gute Waldnutzung
FSC® C107574
www.fsc.org

Penguin Random House Verlagsgruppe FSC® N001967
ISBN 978-3-517-10437-9
www.suedwest-verlag.de